健康ライブラリー　イラスト版

チックとトゥレット症候群がよくわかる本

監修　星加明德　東京医科大学小児科名誉教授
北新宿ガーデンクリニック

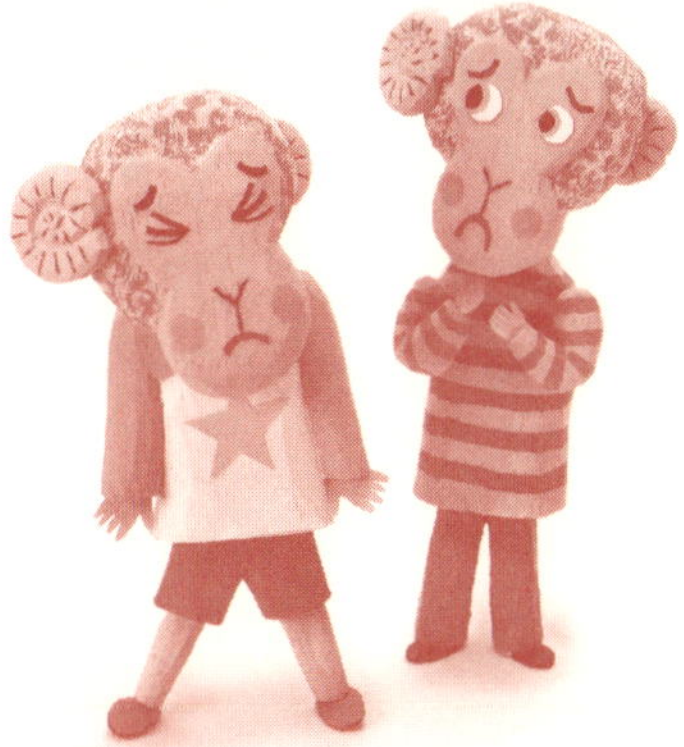

講談社

まえがき

チックは家庭であらわれることが多いため、まず母親が気づきます。ひんぱんなまばたきや首ふりなどの動きは唐突で、ふだんの生活になじまないので奇妙にみえ、心配になります。

これまで、チックは心理的な要因によるものと誤解されていました。そのため、子どもにチックの症状がみられると、多くの母親は自分のせいかと、不安になってしまうのでしょう。

小児科を受診される方には、まず、チックは育て方やしつけの問題ではないこと、ほとんどが一時的なものであることを説明します。

いまでは、チックは神経の病気であることがわかっています。子どものうちにあらわれるのは、まだ脳が発達段階にあるからです。つまり、成長とともに、多くのお子さんは症状がなくなるか、軽くなっていきます。

とはいえ、なかには症状が進んだり、長期化したりして、トゥレット症候群と診断せざるをえないケースもあります。そのようなときにも、まずは経過を観察していきます。本人がつらくて生活に支障があるようなら、薬物療法などを考えます。

チックやトゥレット症候群は、みた目には病気だとわかりにくい症状なので、わざとやっているのではないか、悪意があるのではないか、などと誤解されることが少なくありません。ところが、彼らは傷つきやすいことも特徴のひとつなのです。

私は、大人になったトゥレット症候群の方たちは、すごく誠実だという印象があります。トゥレット症候群の特徴といってもいいでしょう。社会的に成功している方も少なくありません。

より多くの人がチックやトゥレット症候群について正しく理解できるよう、本書がお役にたてば幸いです。

なお、アメリカ精神医学会による診断基準の改訂があり（ＤＳＭ－５）、二〇一五年春からチックはチック症、トゥレット症候群はトゥレット症となりました。本書は、病気の本質は変わらないことと、利便性を考慮し、従来の表記にしています。

東京医科大学小児科名誉教授
北新宿ガーデンクリニック
星加 明徳

チックとトゥレット症候群がよくわかる本

もくじ

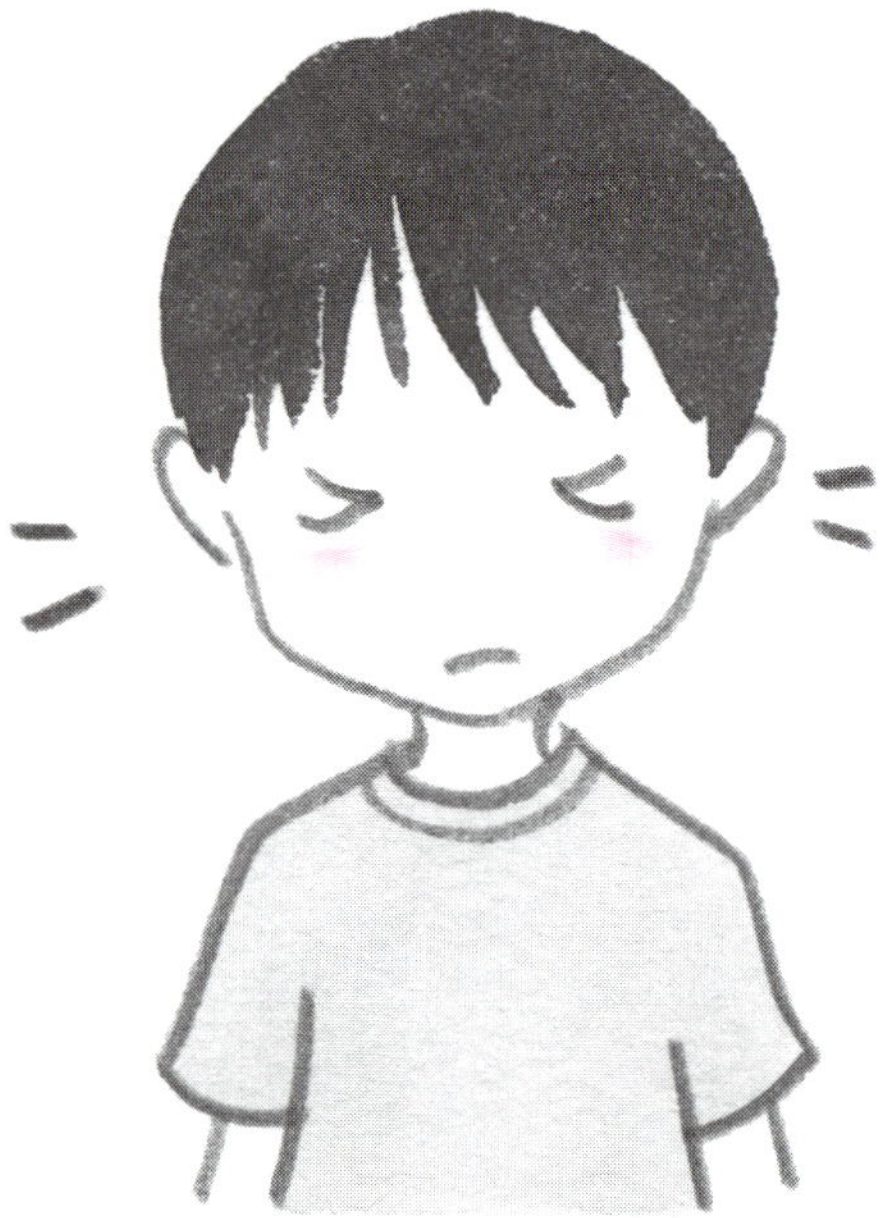

1 「心配ない」&「治療が必要」のケース集……9

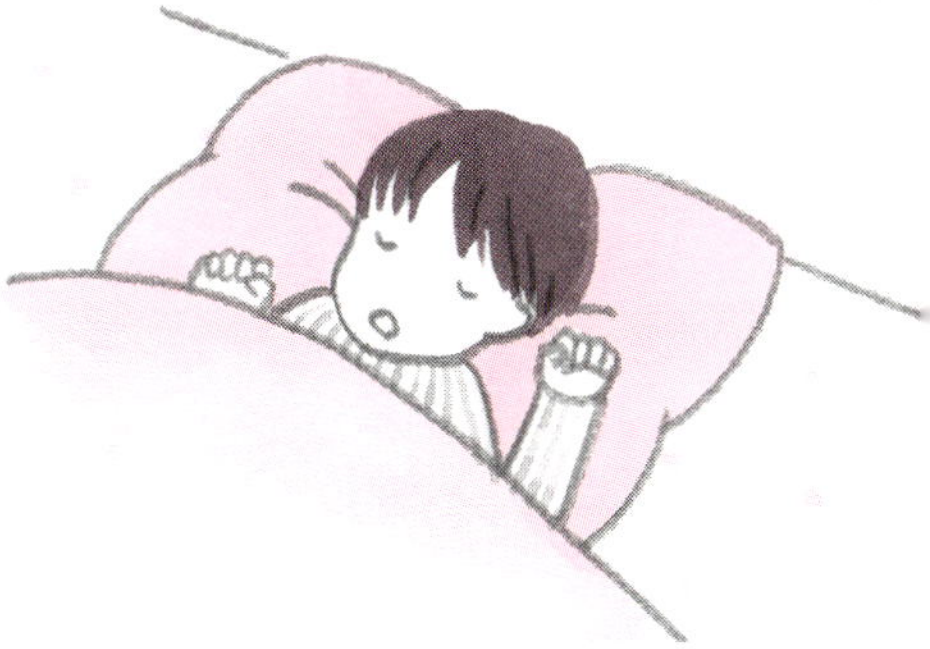

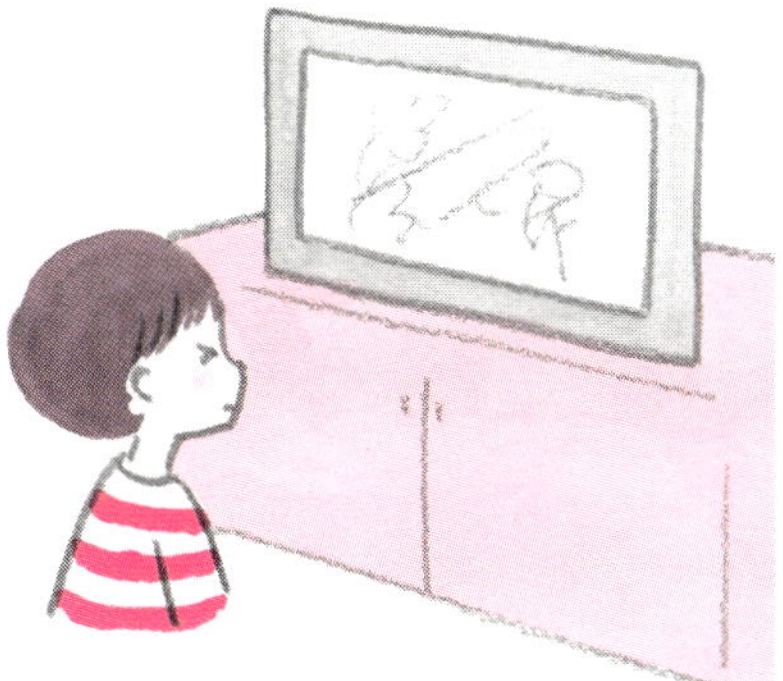

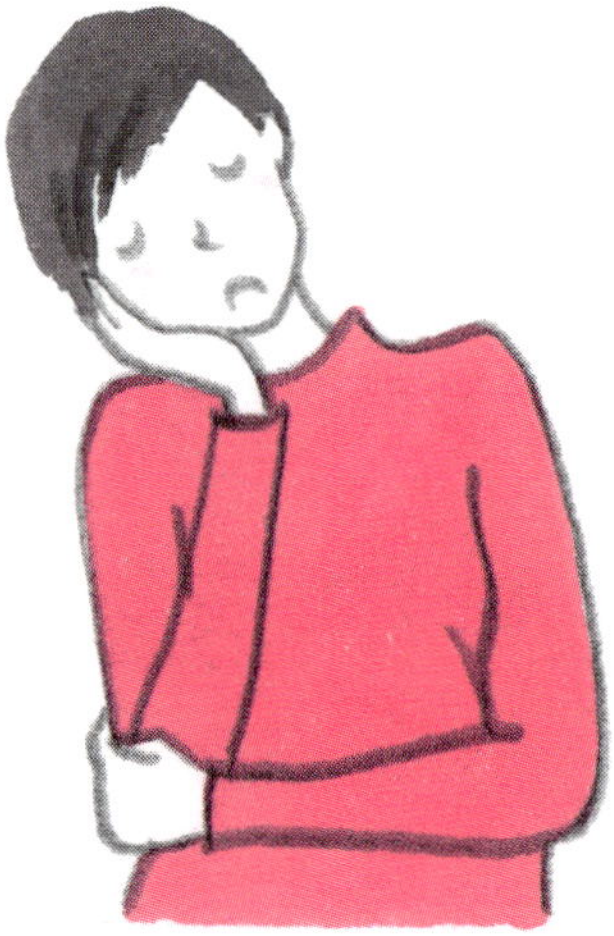

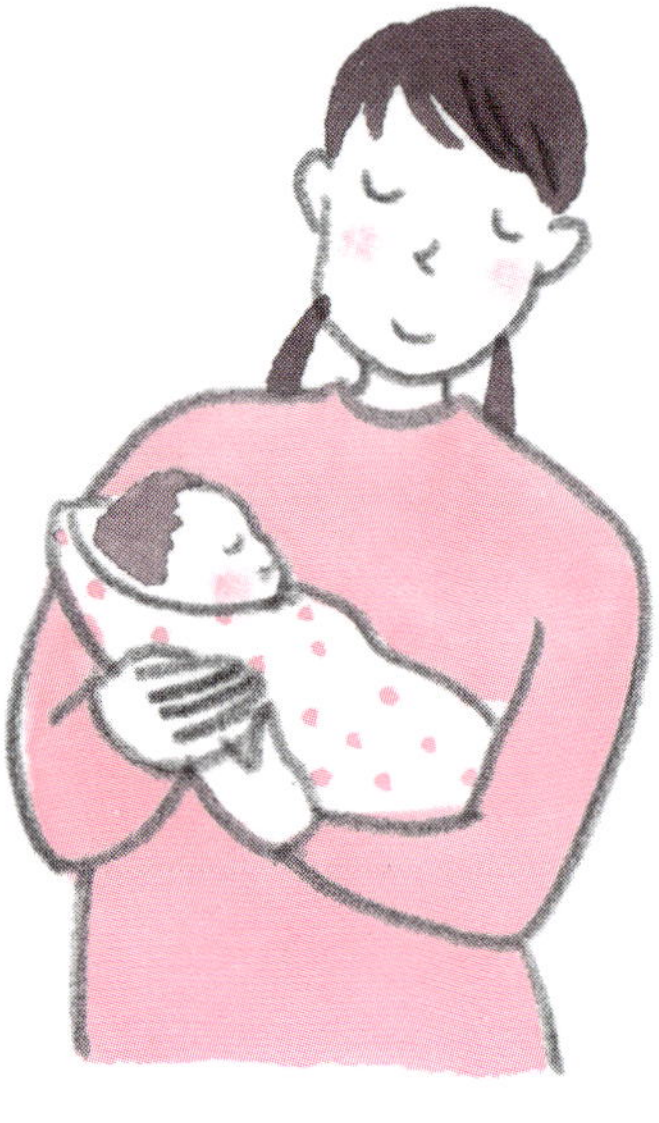

チックに関する10の誤解

チックやトゥレット症候群は、まだ一般に広く知られた病気ではありません。そのため、さまざまな誤解をされています。とくに多いのは、次のような意見や感想ではないでしょうか。

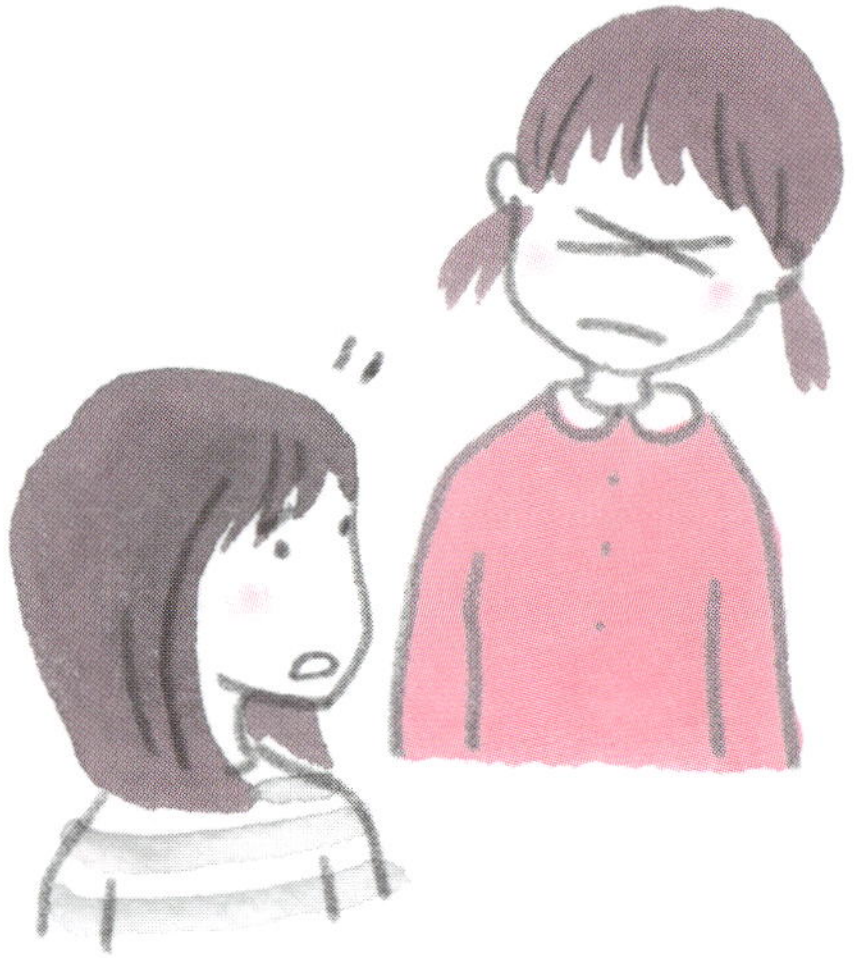

1 「私の前で急にしかめ面《つら》をするなんて、どういうことなの!?」と、わざとやっていると思われる。

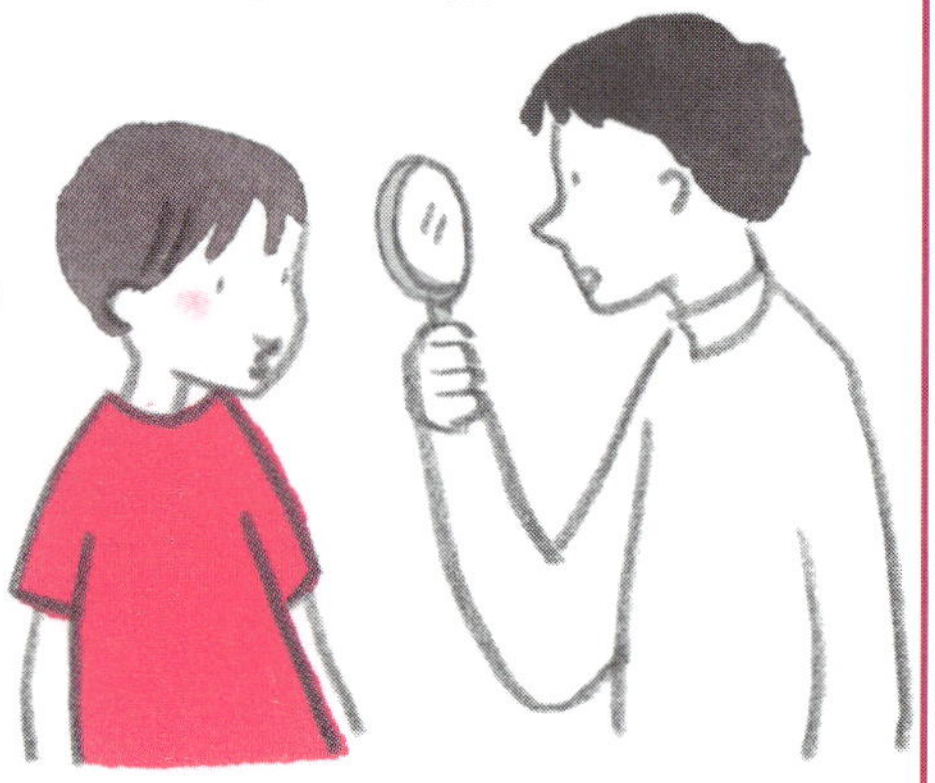

2 「ひんぱんに口をとがらせたりするなんて、不思議なことをする。よほど珍しい病気なのだろう」と、奇病のように扱われる。

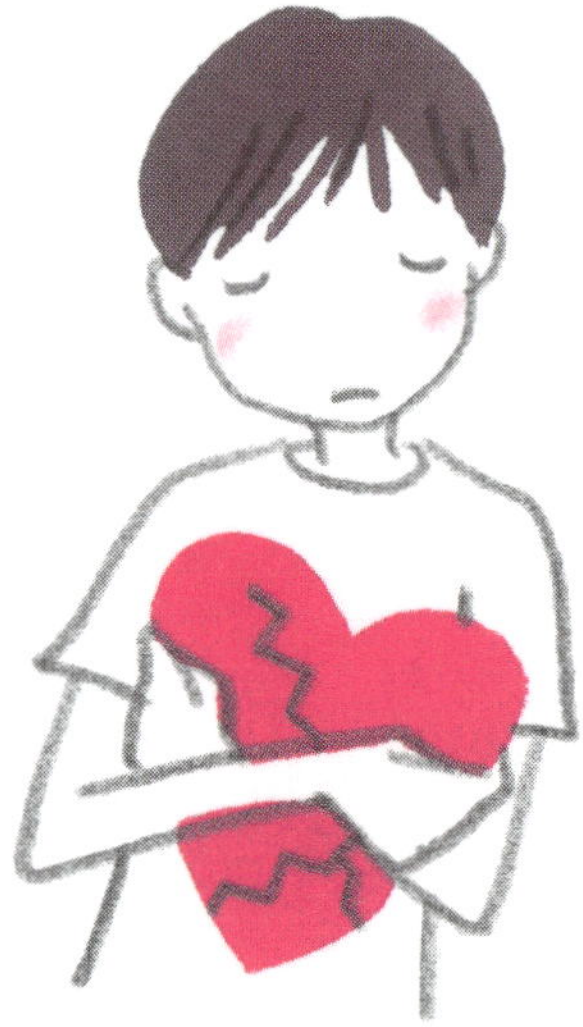

3 「こころの病だろう」と思われ、親のしつけや育て方、友だちのいじめなど、心理的なストレスをさがそうとする。

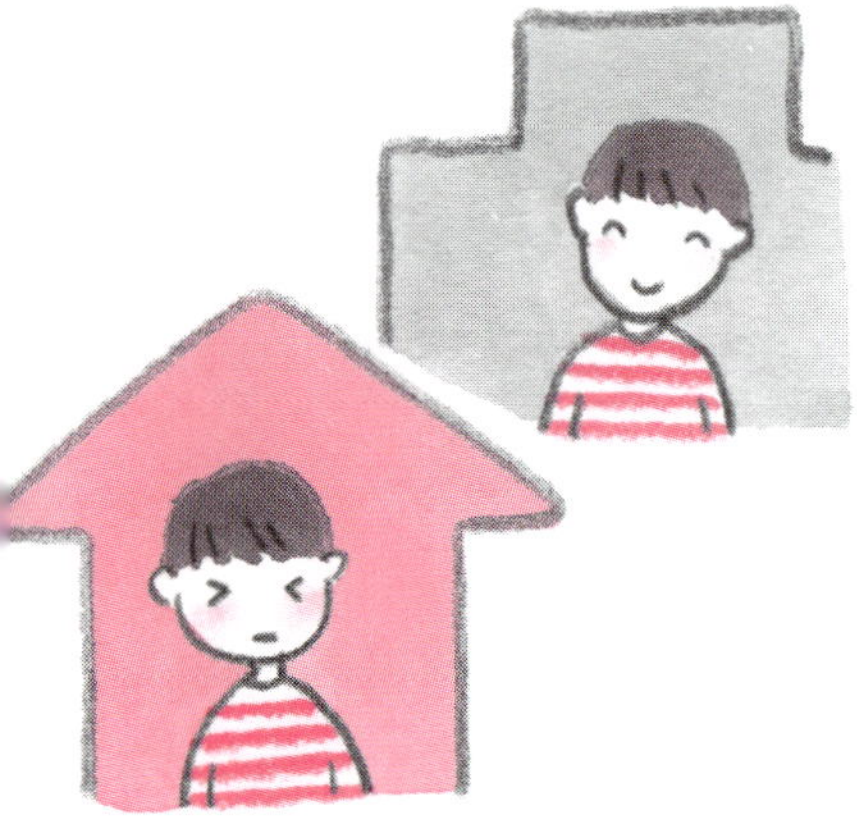

4 学校では症状がほとんど出ないが、家庭ではひんぱんにあらわれる。「きっと家庭に原因があるのだろう」と思われる。

5 「ひとりで声を出したりして、なにを考えているのかわからない。きっとこわい病気なのだろう」と、避けられる。

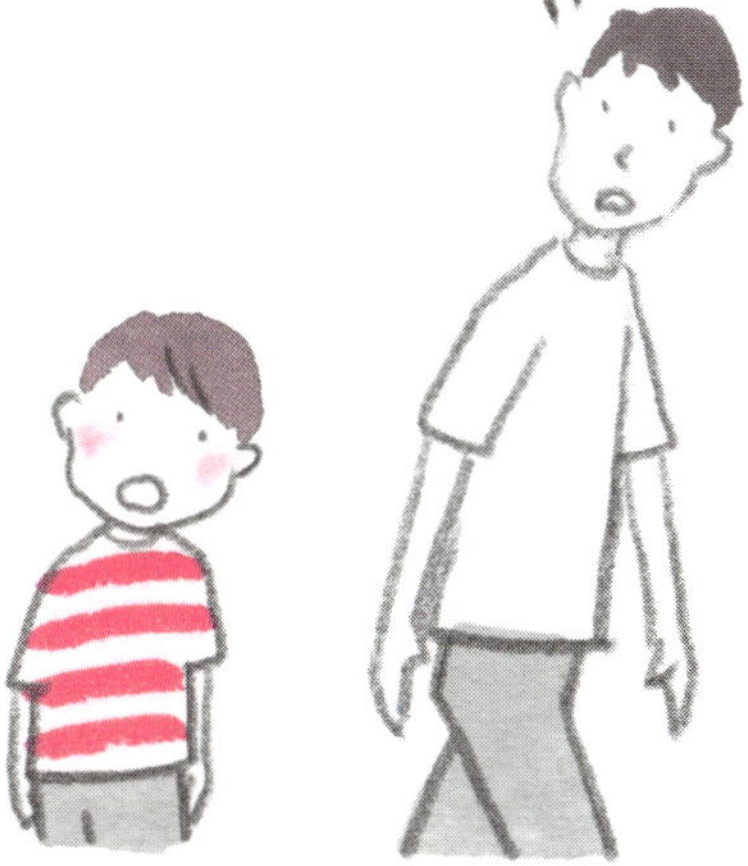

6 「チックの症状は本人が止めなくてはならない」と、症状があらわれるたびに、「やめなさい」と、きびしく叱る。

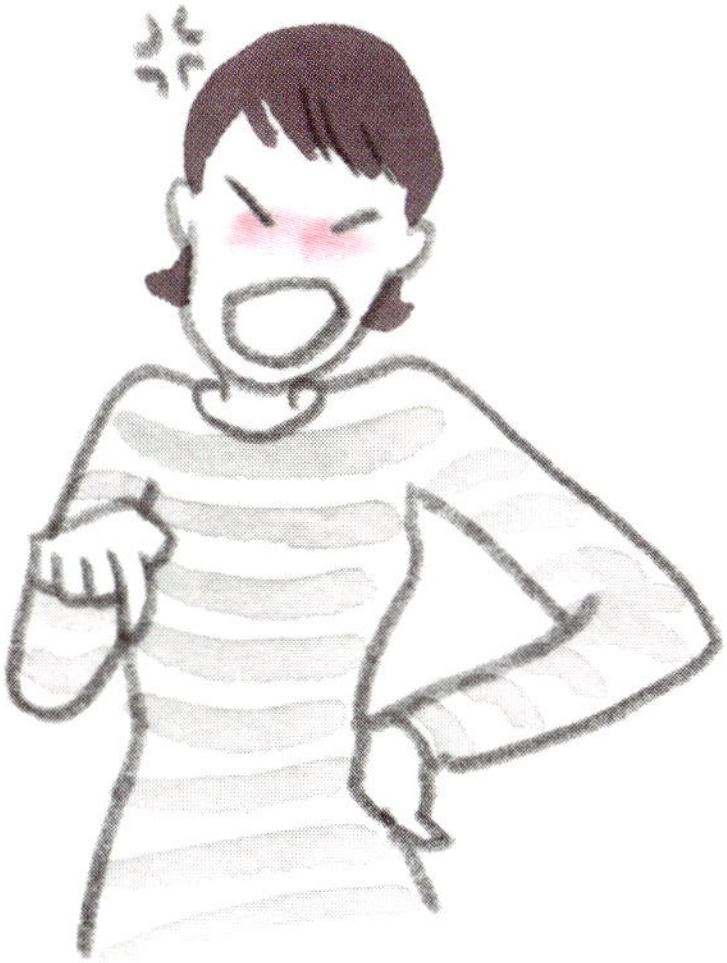

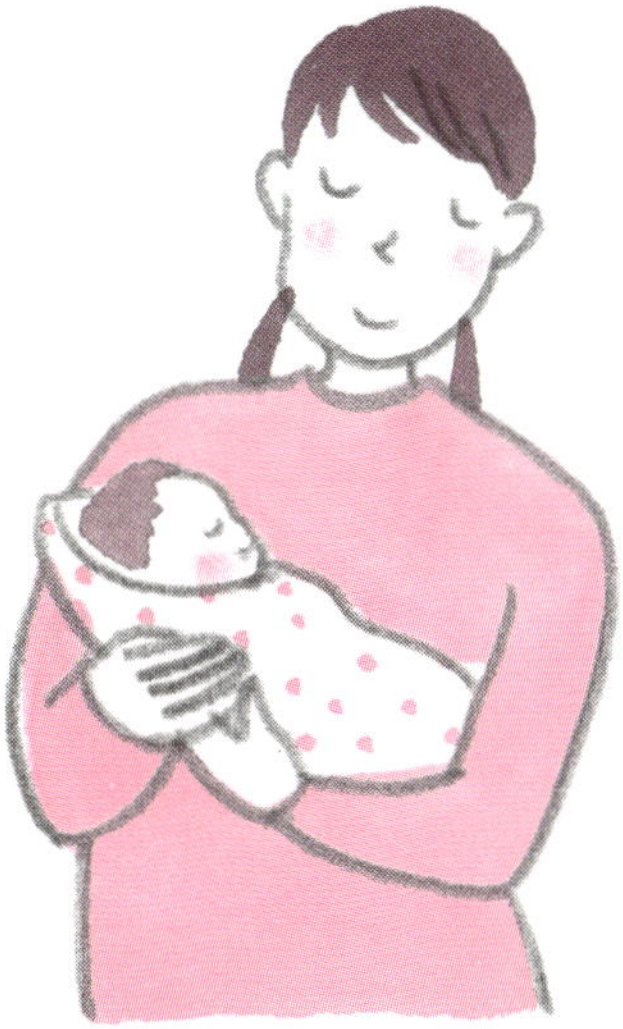

7 「チックの原因は親の育て方が大きい。赤ちゃんのころから、かわいがっていなかったのではないか」と、非難される。

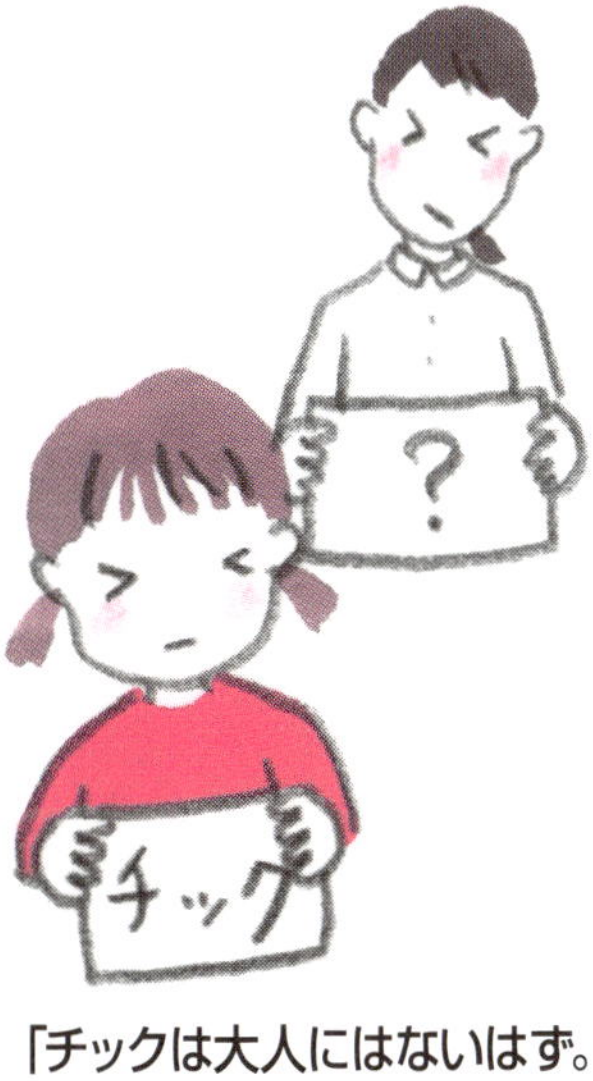

8 「チックは大人にはないはず。似たような言動は、なにか別の病気の症状なのかもしれない」と、子どもだけの病気と決めつける。

9 「チックのある子どもには、将来がない。進学も就職もできない、がけっぷちの状態だ」と、本人も親も悲観する。

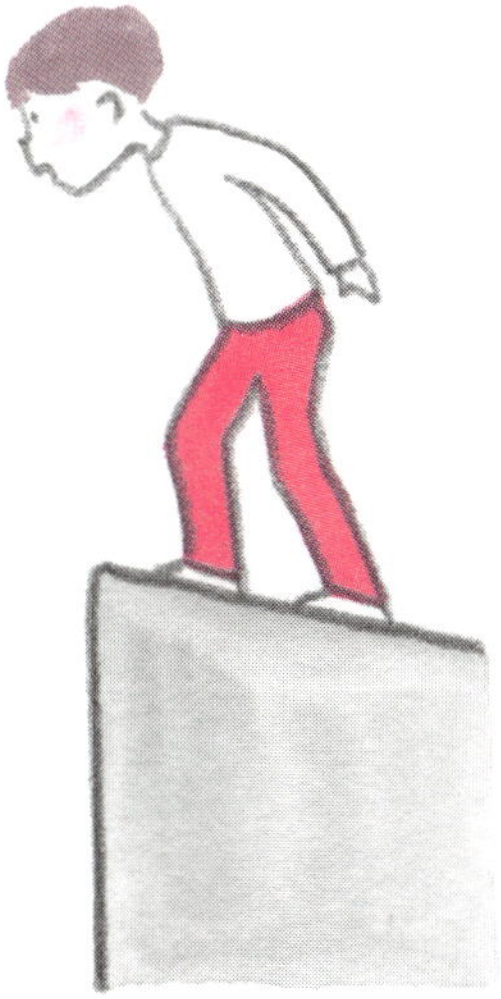

10 「チックとは、症状がどんどんエスカレートして、やがて人格が崩壊してしまう病気」と、不安になる。

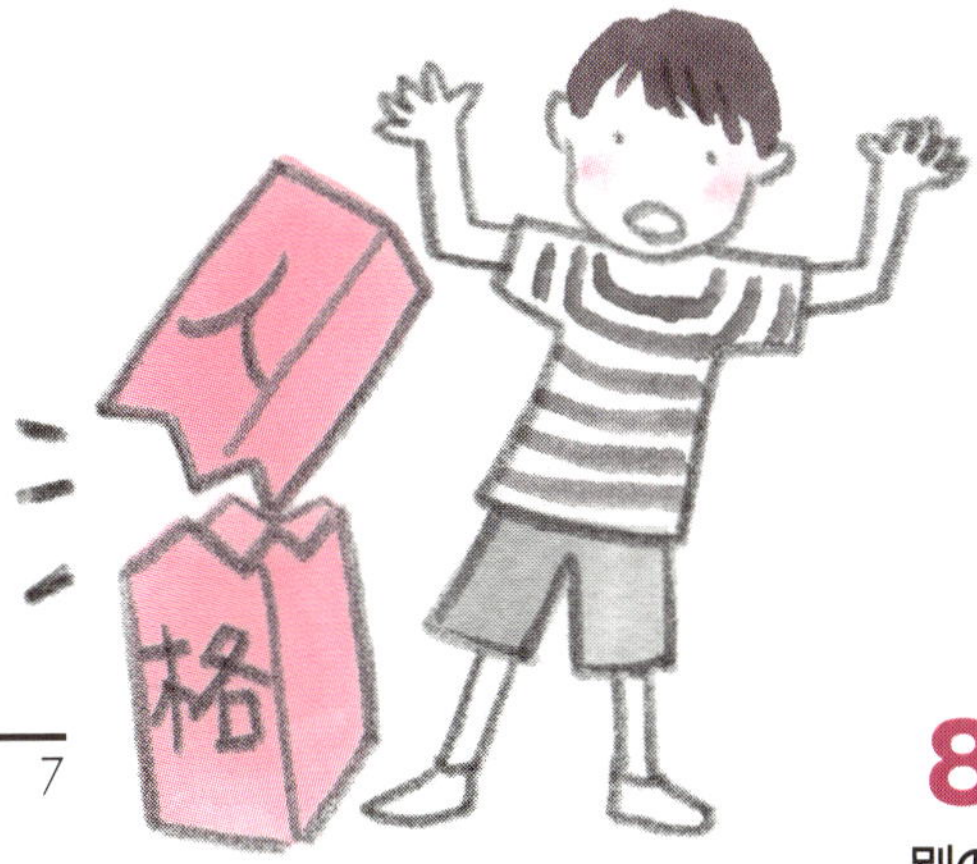

解説

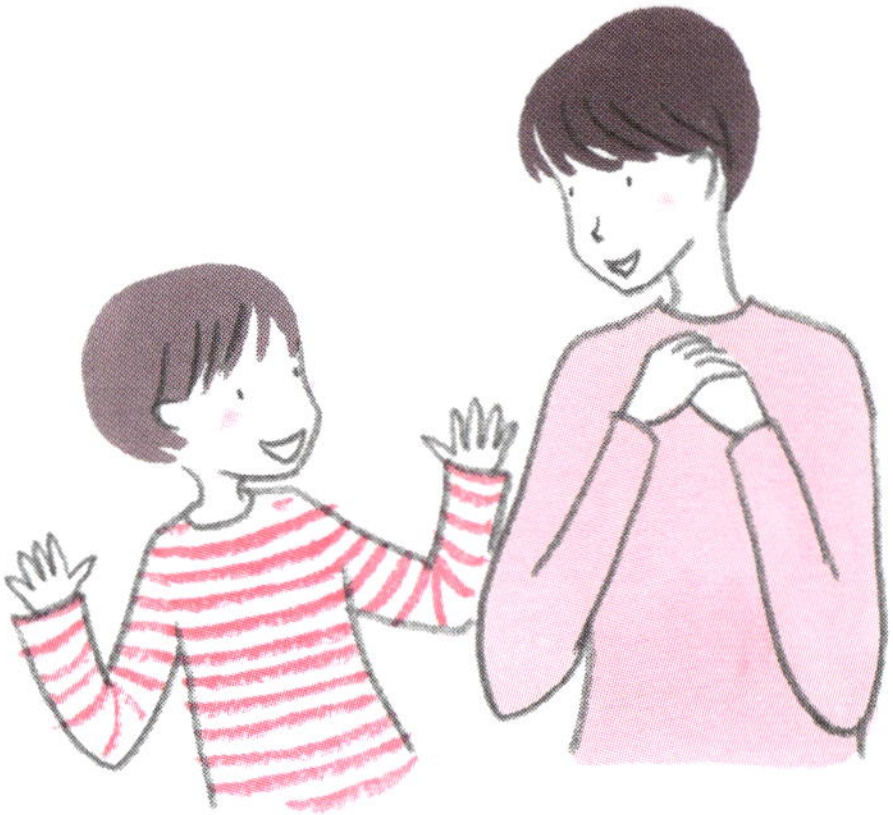

1 しかめ面をひんぱんにくり返すのは、チックの症状のひとつです。チックは、わざとやっているわけではなく、本人が意識しても、止めることはできません。そのようにいわれると本人も困るでしょう。→P40

2 チックは10人に1～2人が発症するといわれます。どちらかというと男子に多い病気です。けっして珍しい病気ではありません。軽い症状で目立たなかったり、外では症状が出ない子もいます。→P23

3 チックは心理的な原因で発症するといわれたのは昔のこと。いまでは、脳の神経伝達がうまく働かないためとわかっています。ただ、心理的なストレスがあると、症状が増えることはあります。→P50

4 チックはリラックスするとあらわれやすくなります。学校より家庭でチックが出やすくなるのは、そのためです。けっして家庭に原因があるわけではなく、むしろ、リラックスしている証拠です。→P38

5 こわい病気などではありません。ほとんどは脳の成長とともに消えるか軽くなります。なにを考えているのかわからないなら、本人に聞いてみては。きっと子どもらしい、ふつうの答えが返ってくるでしょう。→P22

6 叱っても本人はチックをやめることはできず、つらくさせるだけです。また、意識させると、かえってひどくなることがあります。ただ、むりに黙っているのも不自然。気楽にかまえましょう。→P68

7 親の育て方は関係ありません。こうした非難が親や本人を苦しめるのです。親のせいではありませんが、親は今後の対応は考えたほうがいいでしょう。一時の症状だと、おおらかに見守ることです。→P46

8 チックは8～10歳が症状のピークですが、長期化して、大人になっても症状が残っていることがあります。なかには、トゥレット症候群である場合もあります。子どもだけの病気ではありません。→P32

9 チックは脳の働きに原因があるというと、過剰に心配してしまう人がいます。チックだからといって将来に影響することはありません。多くは成長とともに症状が消えるか、目立たない程度になります。→P67

10 唐突で日常的に不自然な言動をくり返すため、人格的になにか原因があるのかと思われることがあります。けれど、チックにはそのような影響はありません。これは根も葉もない誤解です。→P34

1

「心配ない」&「治療が必要」のケース集

子どもにチックがみられると、これからどうなるのか、
なにか治療を考えたらいいのか、悩みがちです。
これから紹介する3つの例を参考にしてください。

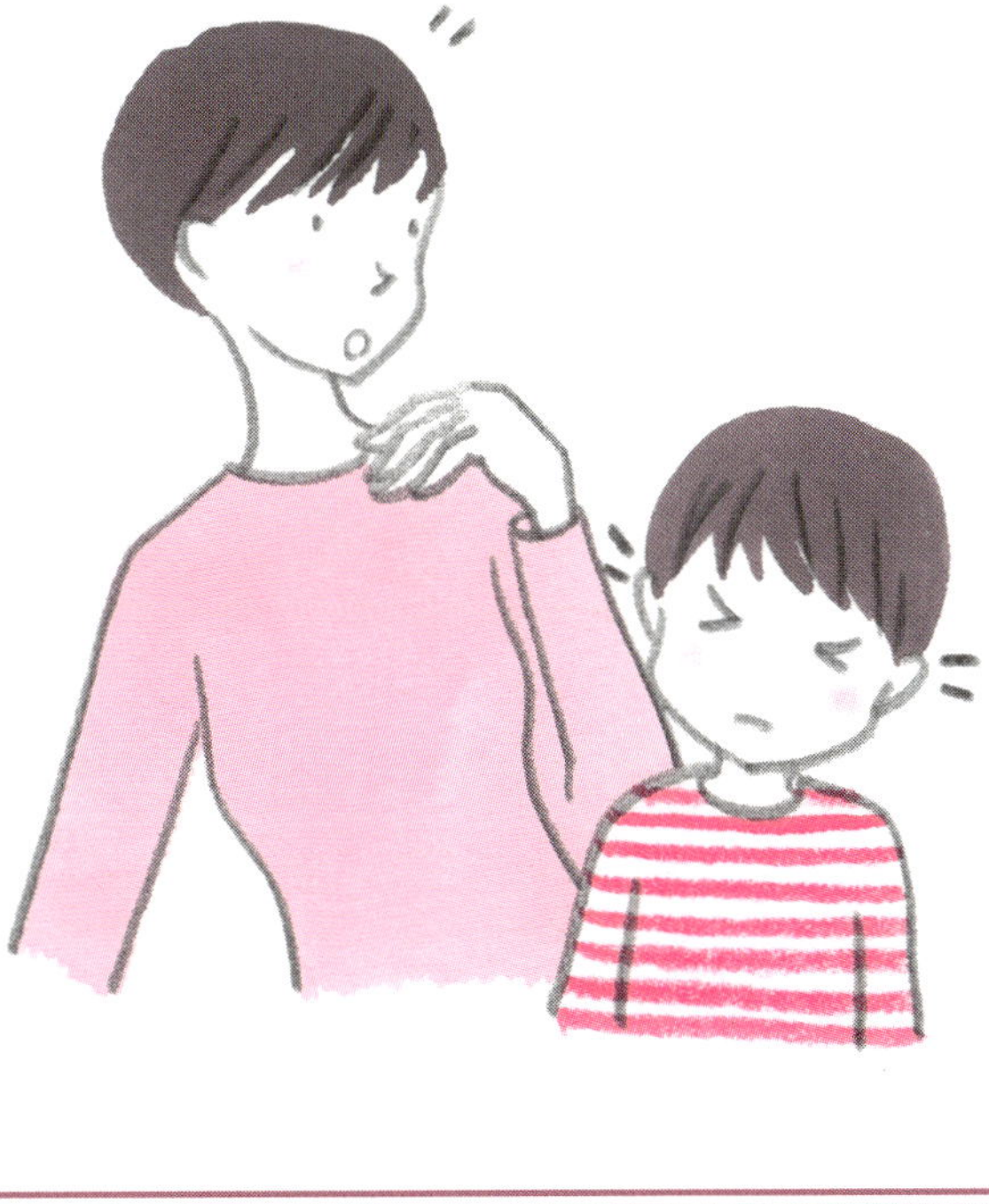

A くん

症状は一時的。いつの間にかなくなった

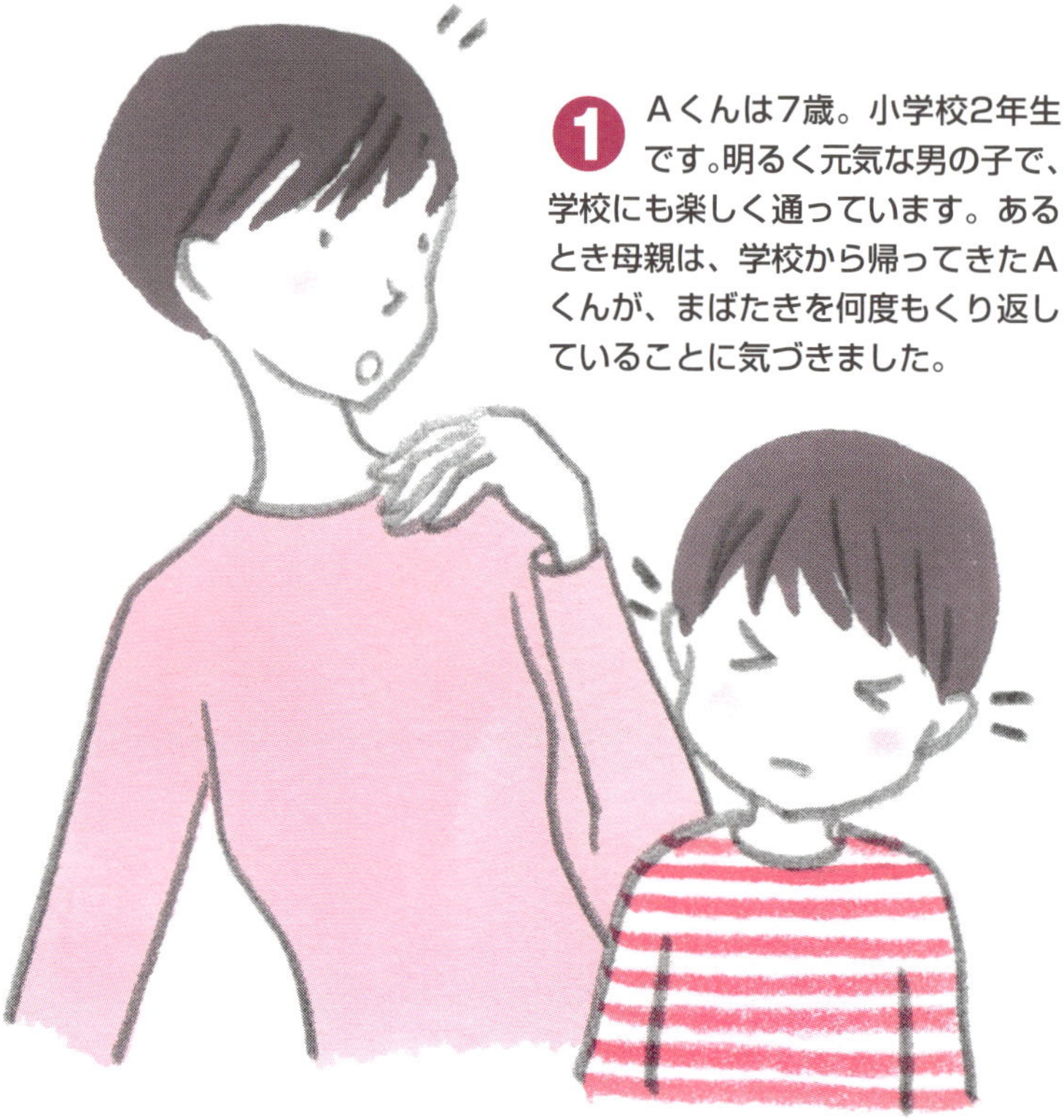

❶ Aくんは7歳。小学校2年生です。明るく元気な男の子で、学校にも楽しく通っています。あるとき母親は、学校から帰ってきたAくんが、まばたきを何度もくり返していることに気づきました。

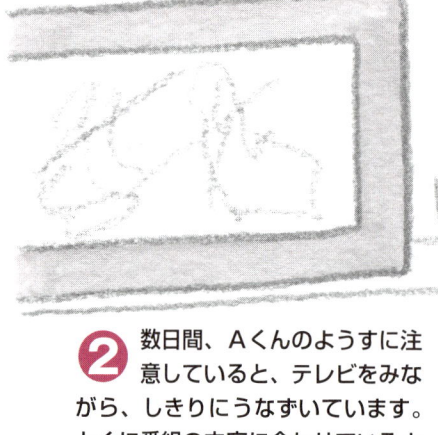

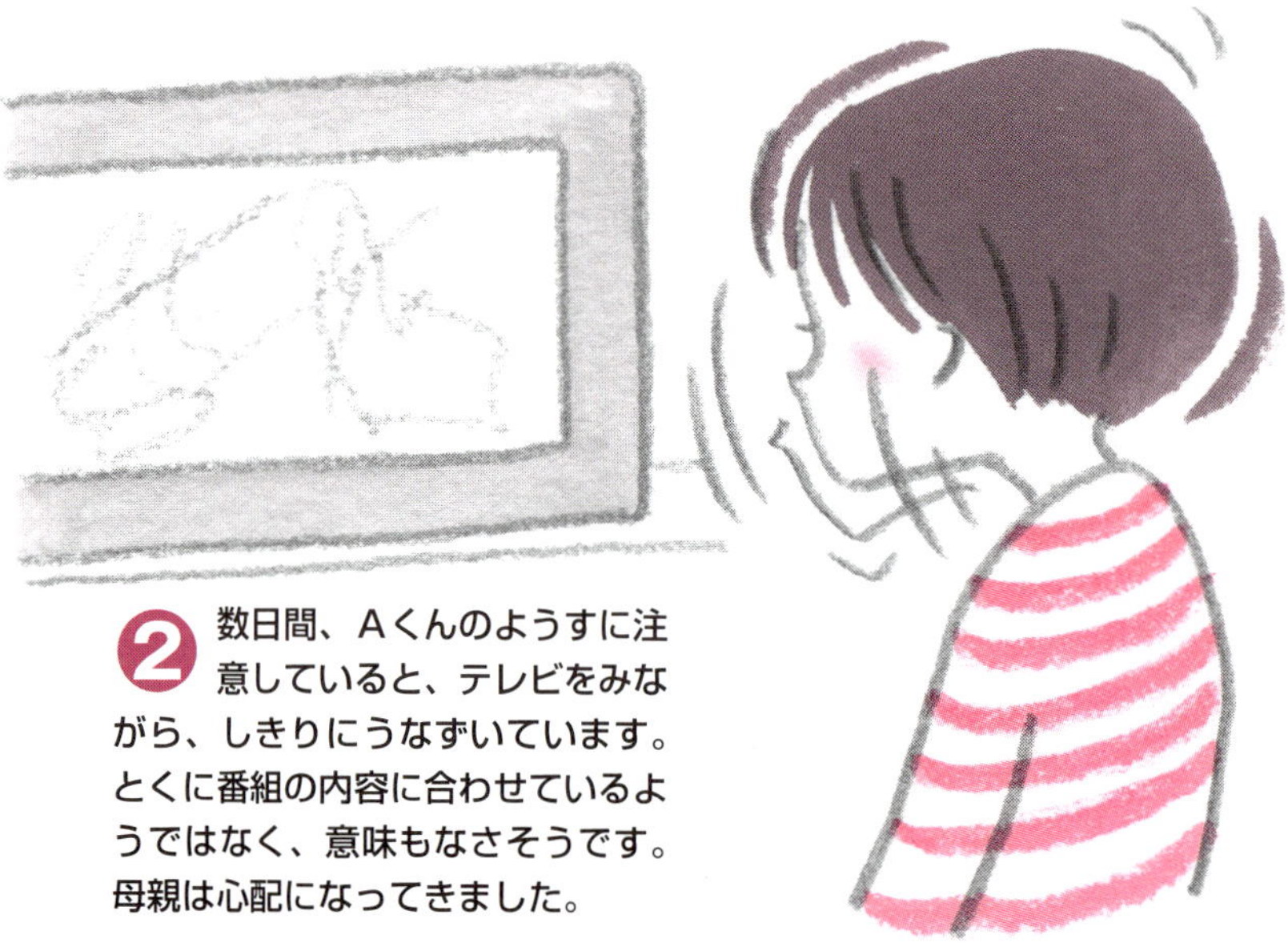

❷ 数日間、Aくんのようすに注意していると、テレビをみながら、しきりにうなずいています。とくに番組の内容に合わせているようではなく、意味もなさそうです。母親は心配になってきました。

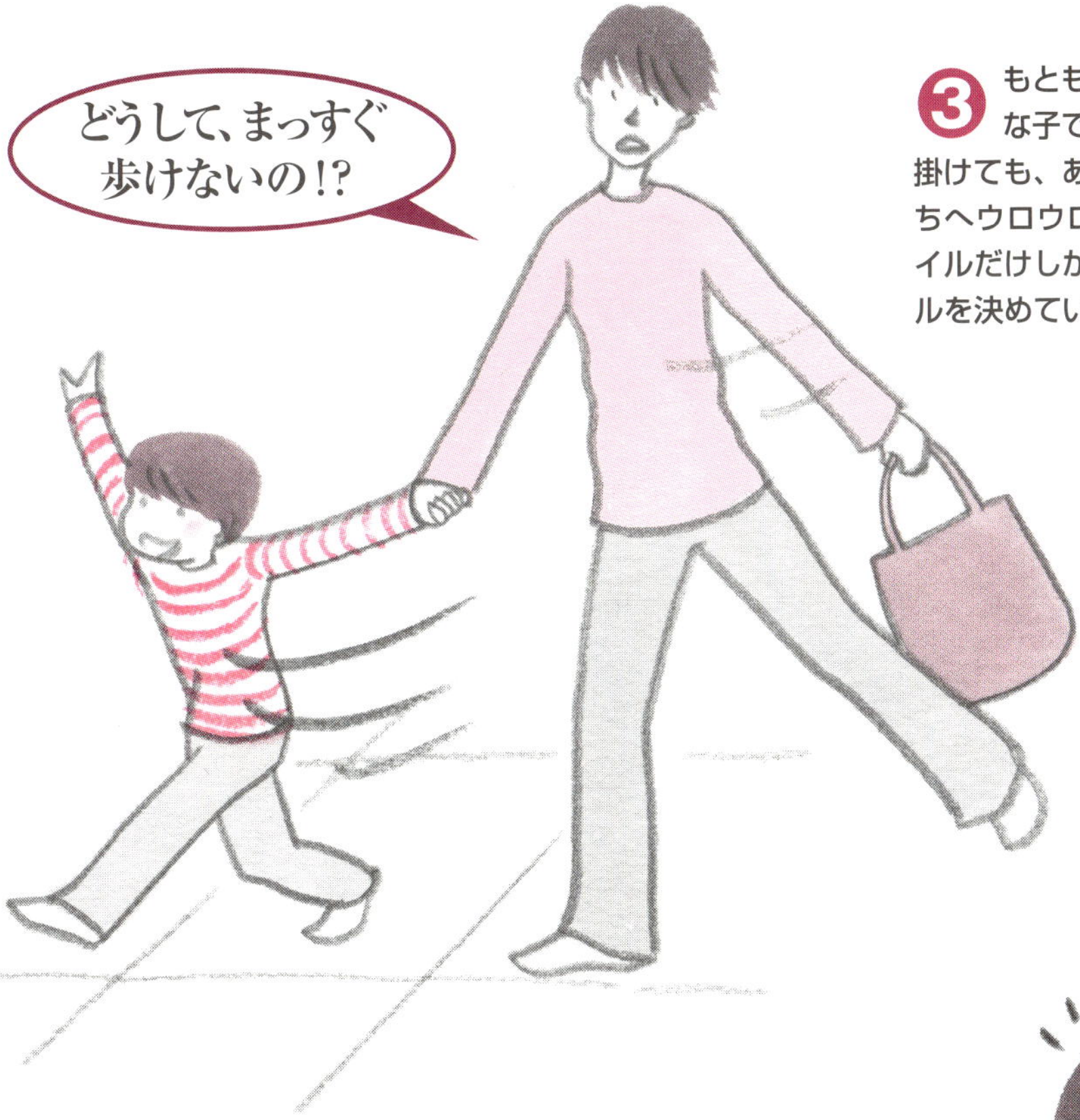

❸ もともとAくんはとても活発な子で、母親といっしょに出掛けても、あっちへウロウロ、こっちへウロウロ。「色がついているタイルだけしか歩かない」と自分ルールを決めていたこともあります。

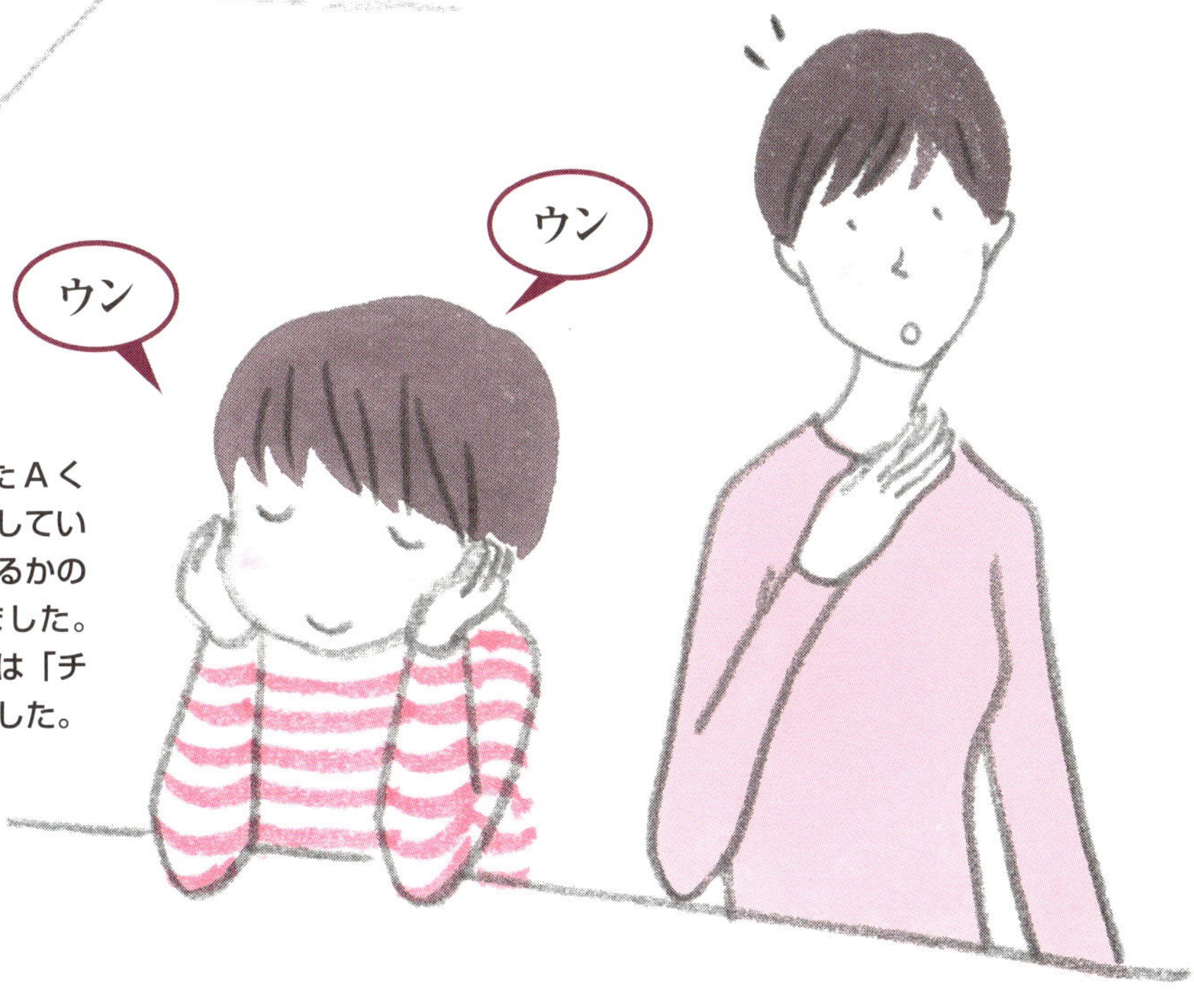

❹ 小学校3年生になったAくん。ひとりでボーッとしているときに、だれかに答えているかのように声を出すようになりました。母親は、医学書をみて、これは「チック」ではないかと気づきました。

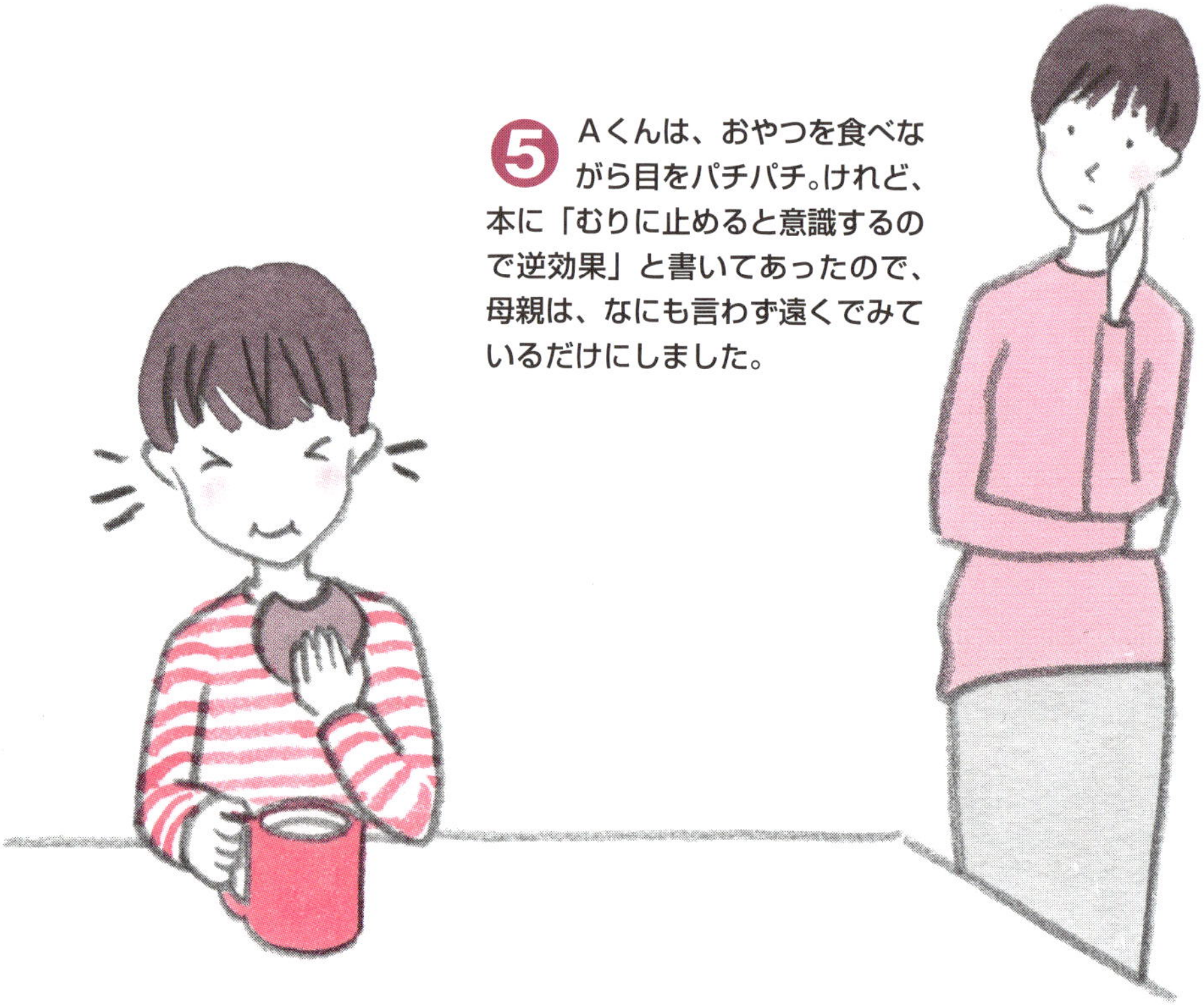

5 Aくんは、おやつを食べながら目をパチパチ。けれど、本に「むりに止めると意識するので逆効果」と書いてあったので、母親は、なにも言わず遠くでみているだけにしました。

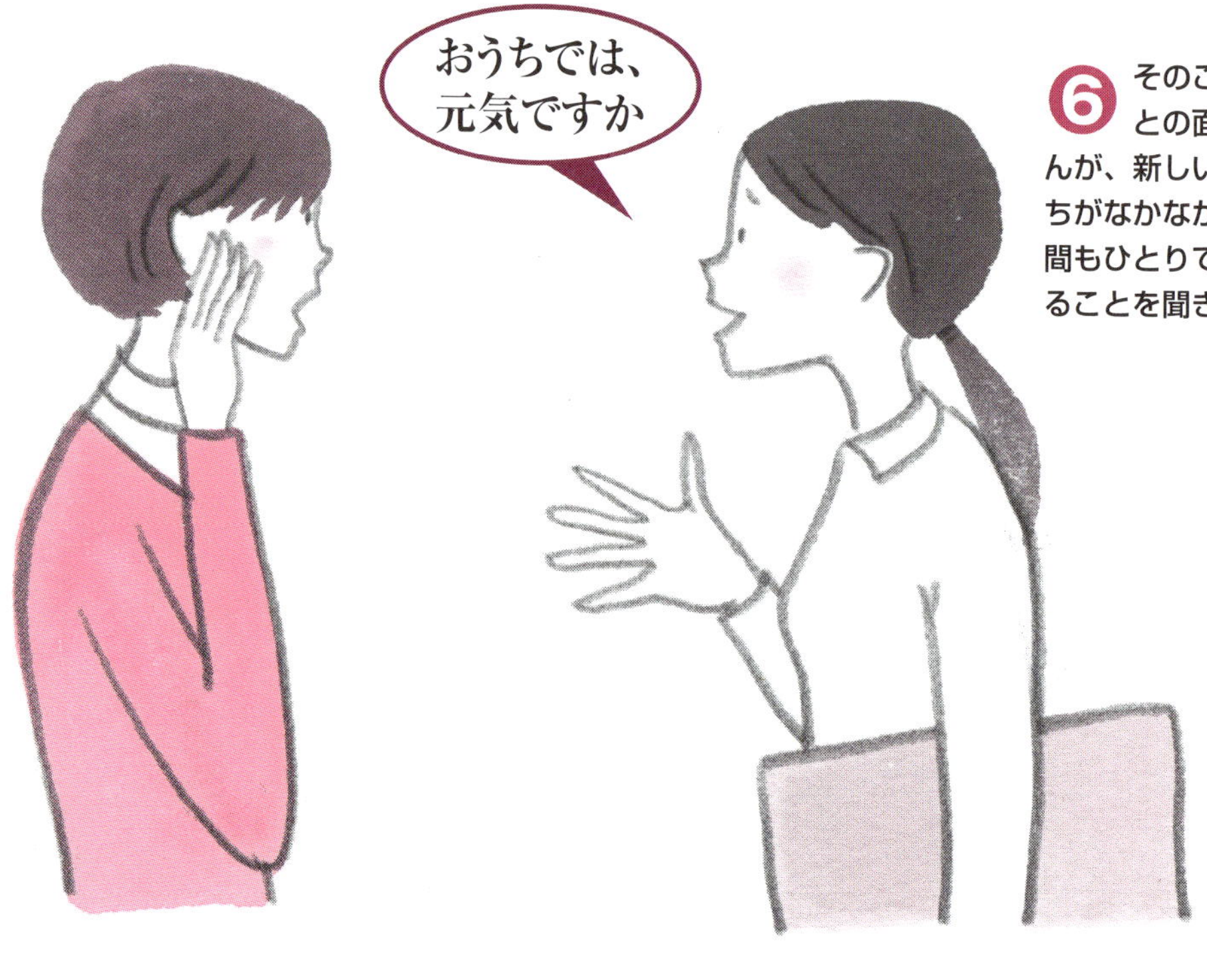

6 そのころ、学校の先生との面談があり、Aくんが、新しいクラスでお友だちがなかなかできず、休み時間もひとりでポツンとしていることを聞きました。

7 母親はチックの原因がこころの問題かもしれないと考え、学校のことを楽しく話せるよう、家では「談笑」するように気をつけました。でも、そんなことを意識しなくても、つい笑ってしまいます。

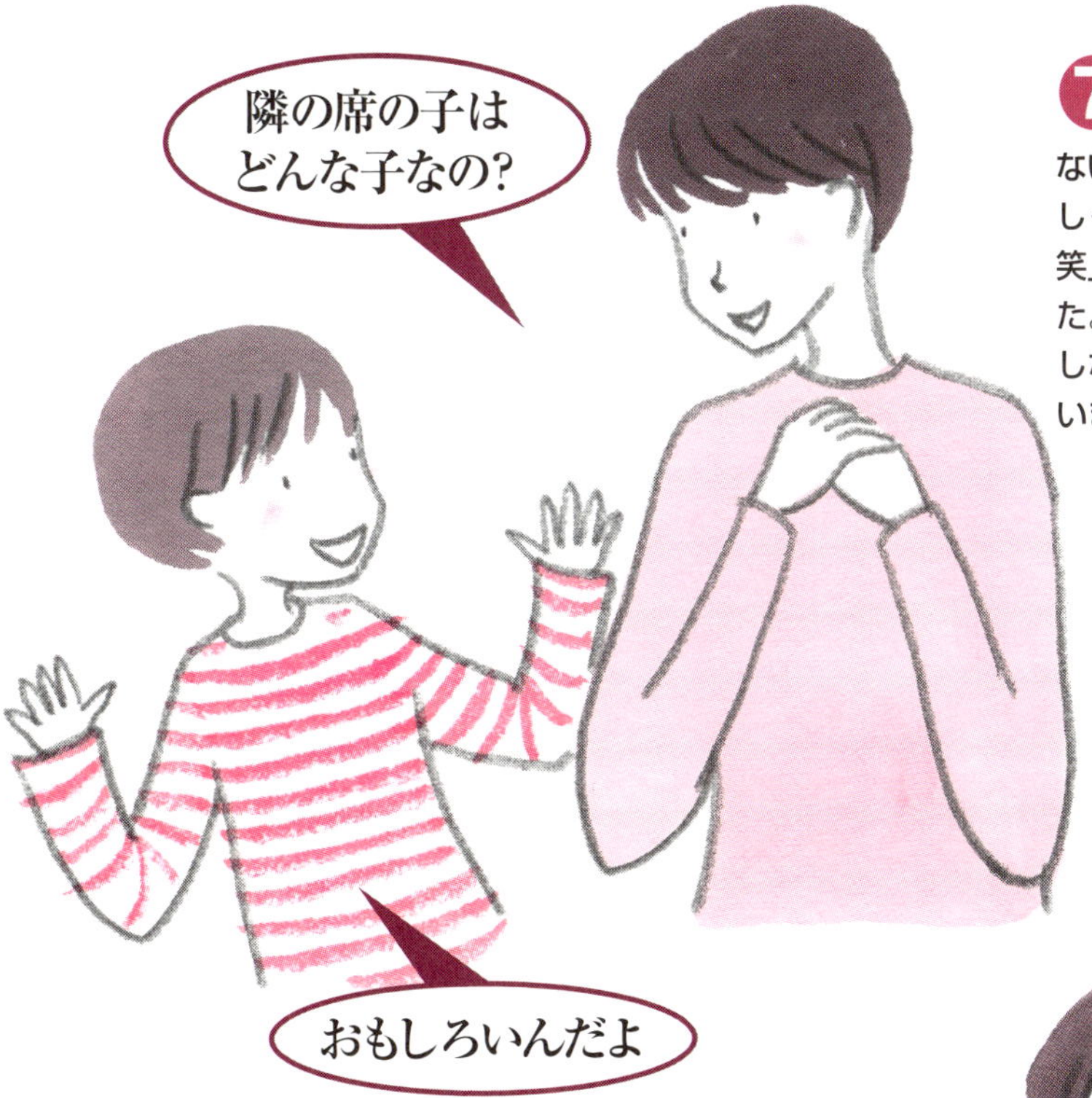
隣の席の子はどんな子なの?
おもしろいんだよ

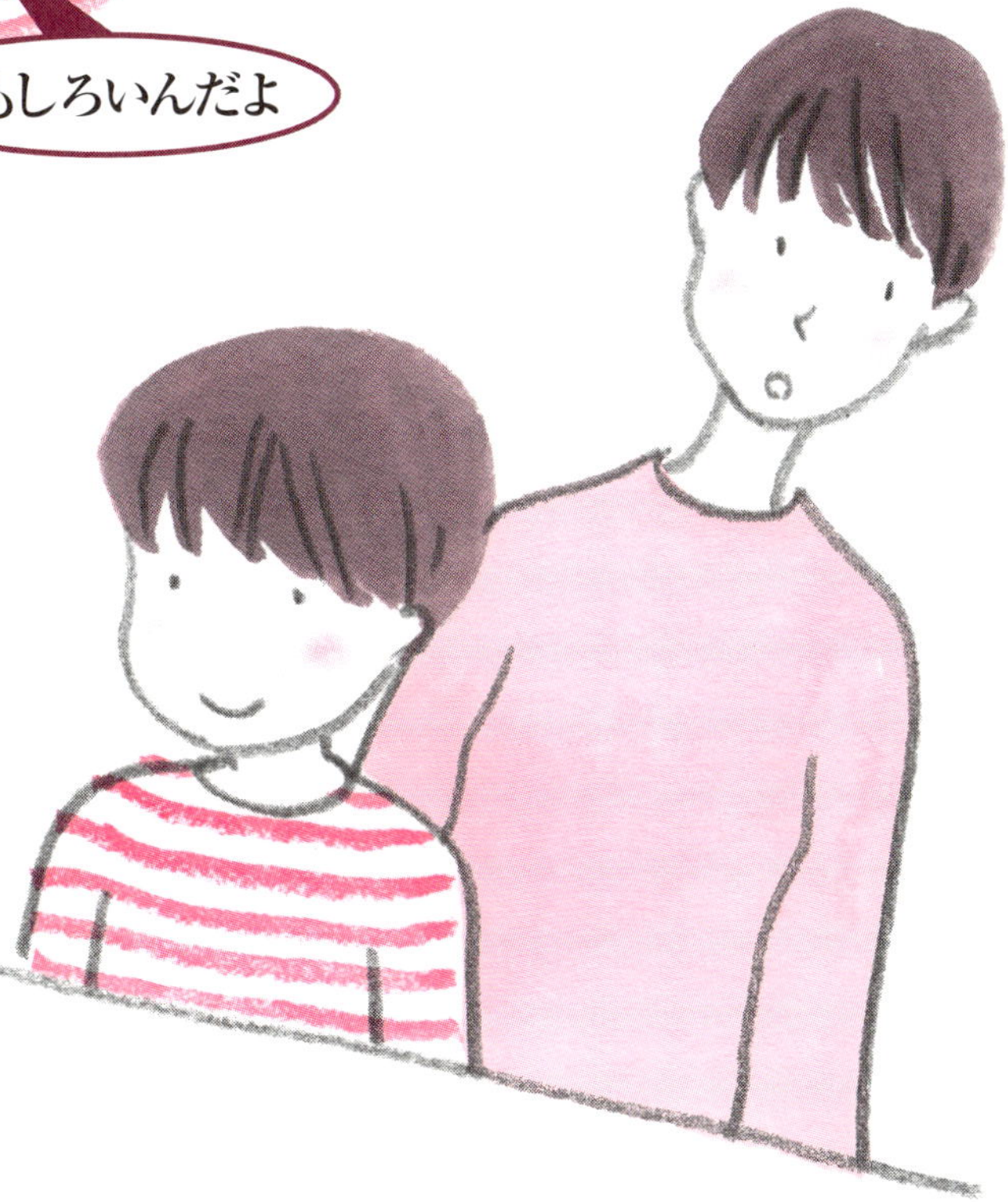

8 しばらくすると、Aくんがまばたきをしていないことに母親は気づきました。テレビもふつうにみています。それ以来、チックの症状は出ていません。

B
くん

日常生活に支障。短期間の服薬で改善をはかる

❶ Bくんは、5歳ごろから、まばたきをひんぱんにしていました。母親は心配して眼科を受診しましたが、視力もわるくないし、目の病気もないといわれました。

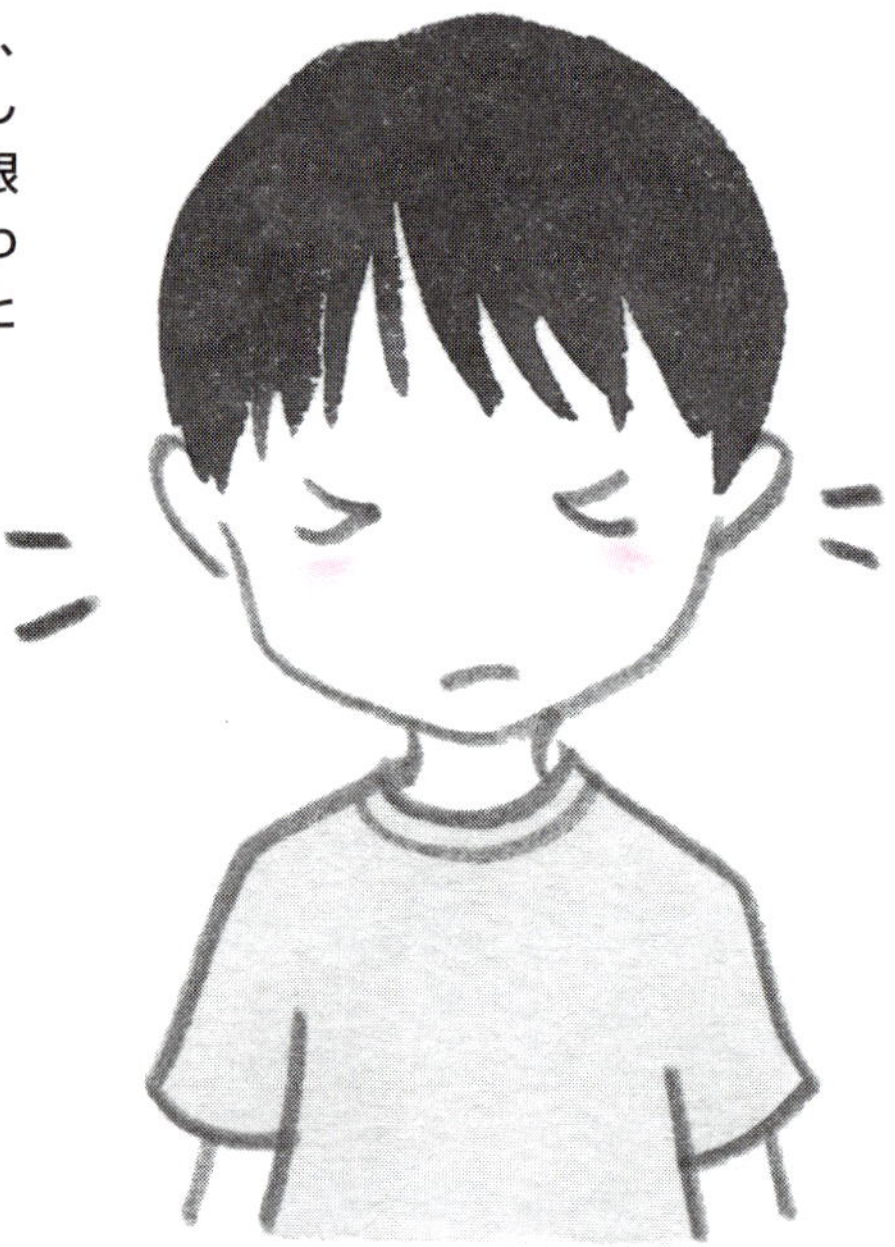

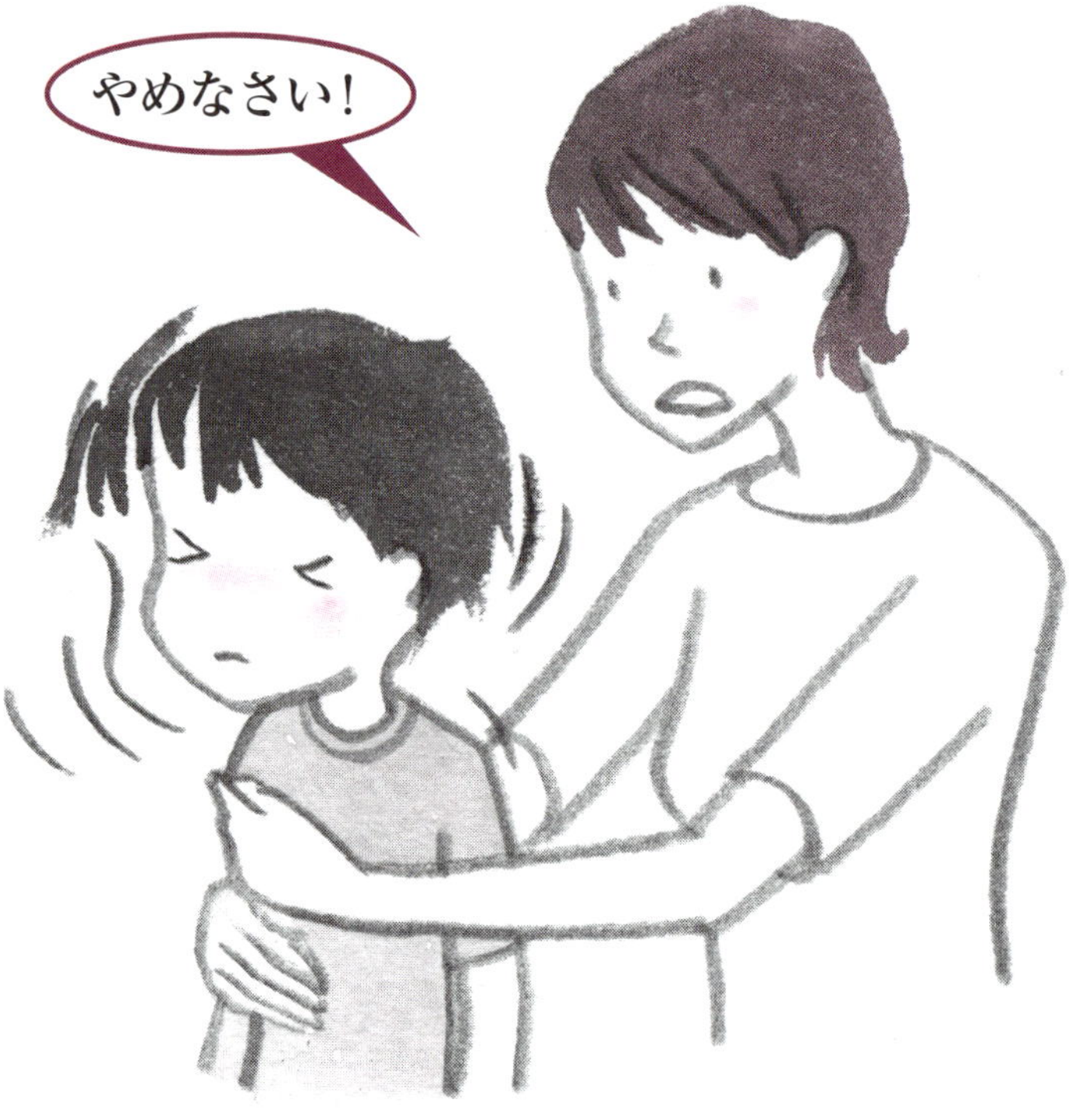

❷ 小学校に通うようになると、まばたきをしながら首を「こくん」とするようになってきました。母親は心配のあまり、Bくんをかかえこみ抱いて止めようとするのですが、止まりませんでした。

❸ その状態で1年ほど経ったころ、家でテレビをみているとき、体がピョンと軽く浮き上がるくらいジャンプするようになっていました。一瞬のことなのですが、何度もくり返しています。母親はこれは「チック」という病気ではないかと気づきました。

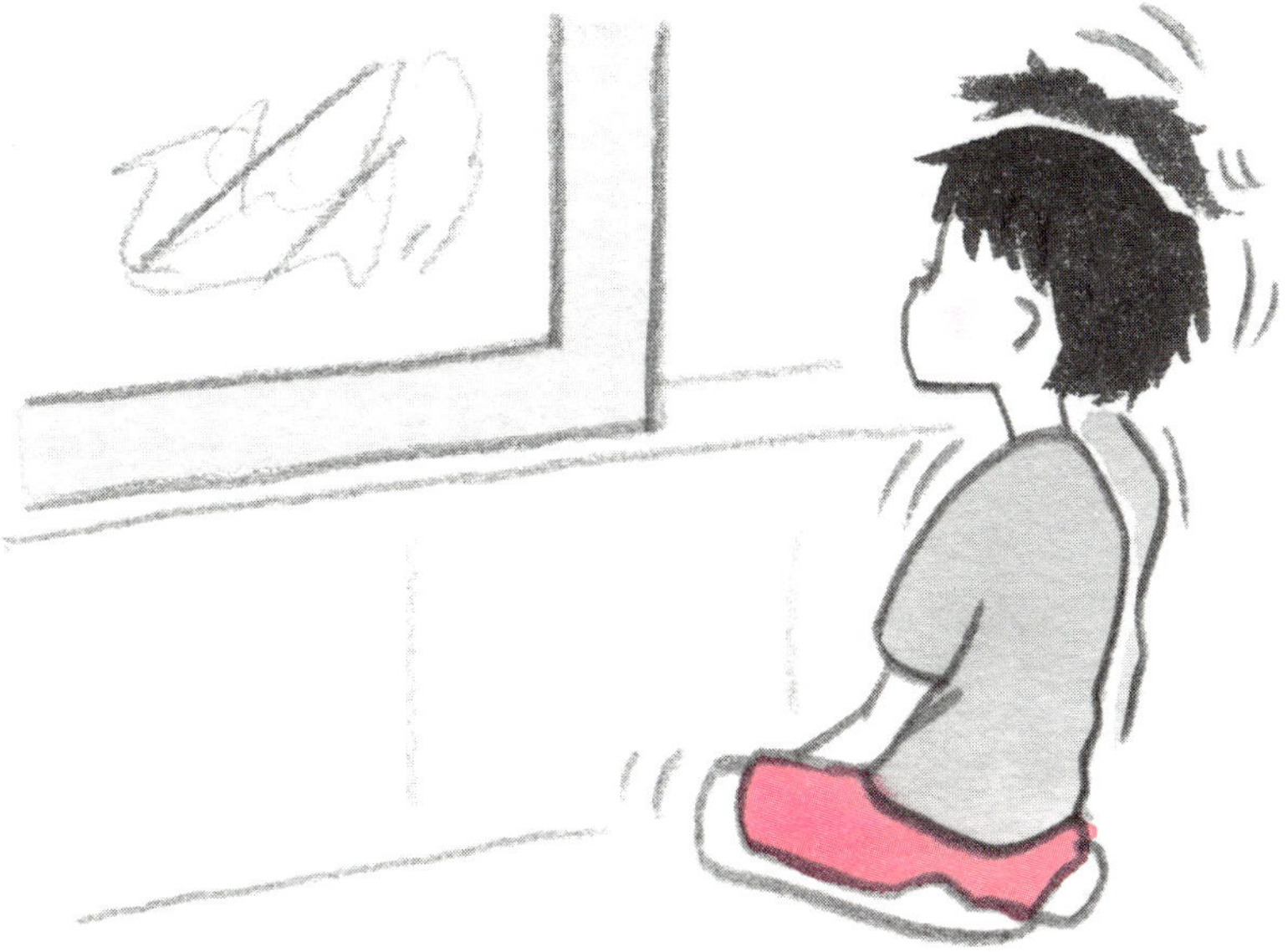

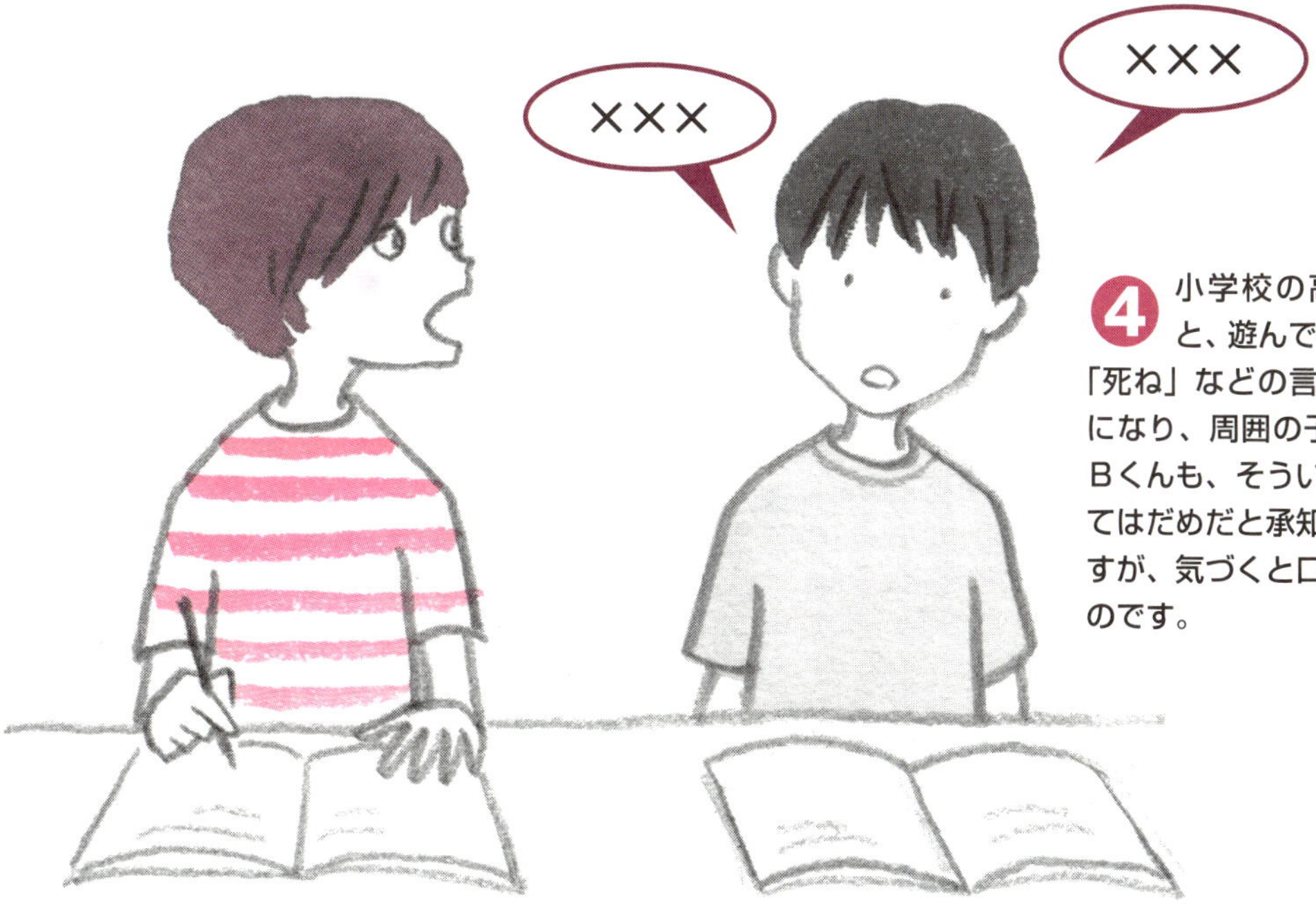

❹ 小学校の高学年になると、遊んでいても「バカ」「死ね」などの言葉が出るようになり、周囲の子も驚きます。Bくんも、そういうことを言ってはだめだと承知しているのですが、気づくと口から出ているのです。

❺ やがてBくんのことがクラスでうわさになり、それが親に伝わったのでしょう。母親どうしの間でBくんの家庭のことが話題になっていたのです。それも、あまりいい話題ではなさそうな……。

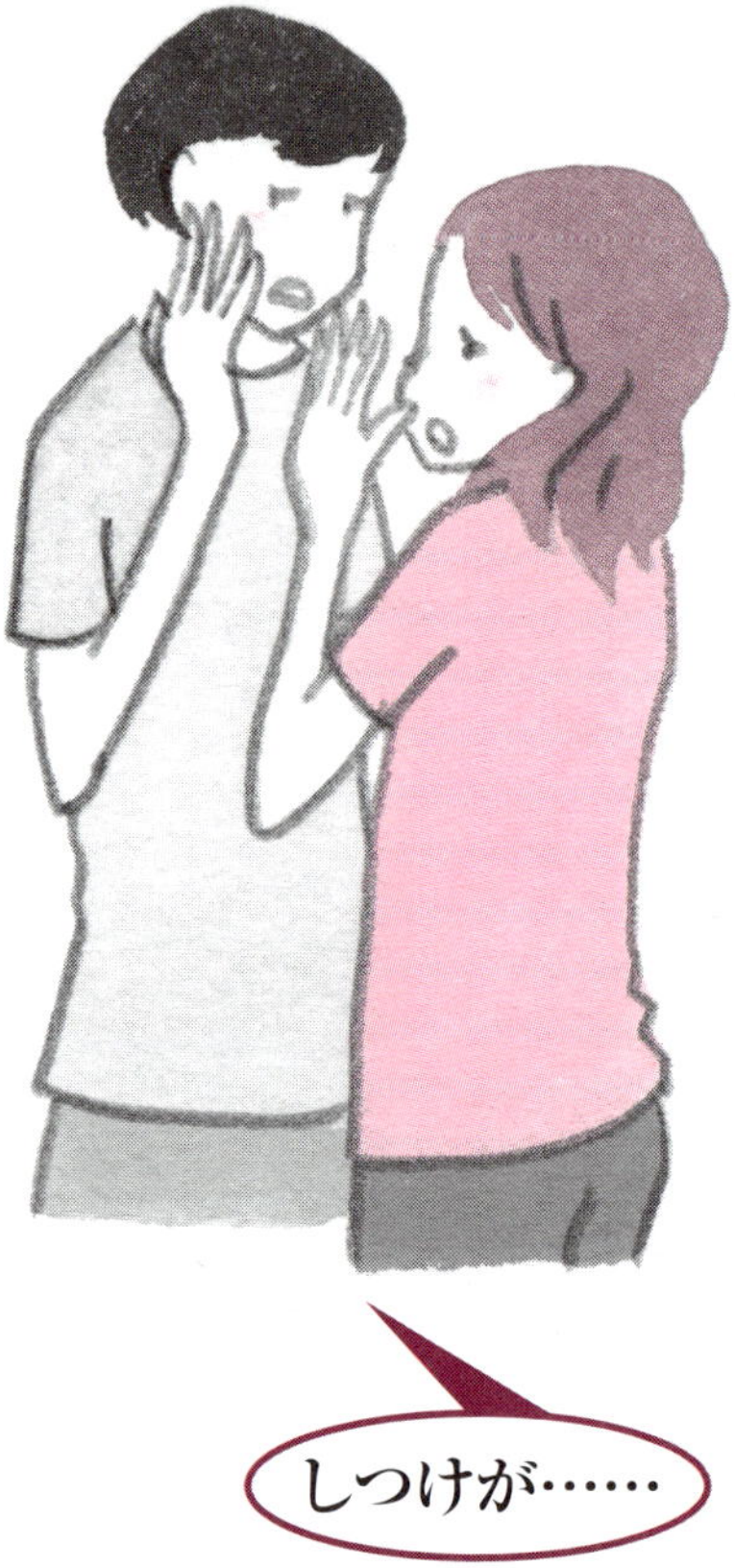

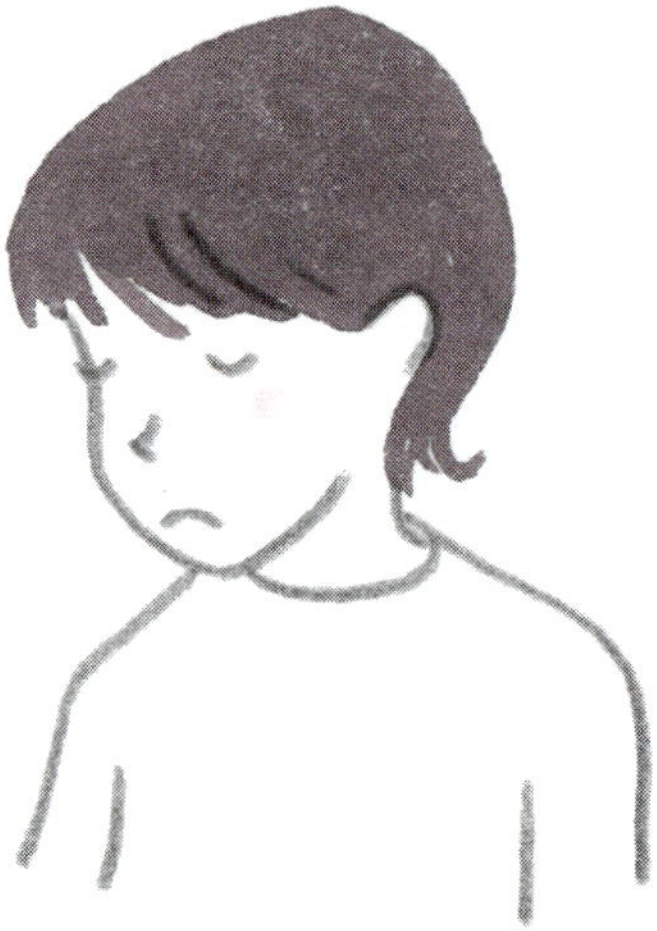

❻ 母親は、自分のせいかと悩みました。でもBくんは集中力があって好きな本などは何時間でもあきずに読むようなまじめな子です。なぜそんなふうに、お友だちにひどいことを言うのか、わかりませんでした。

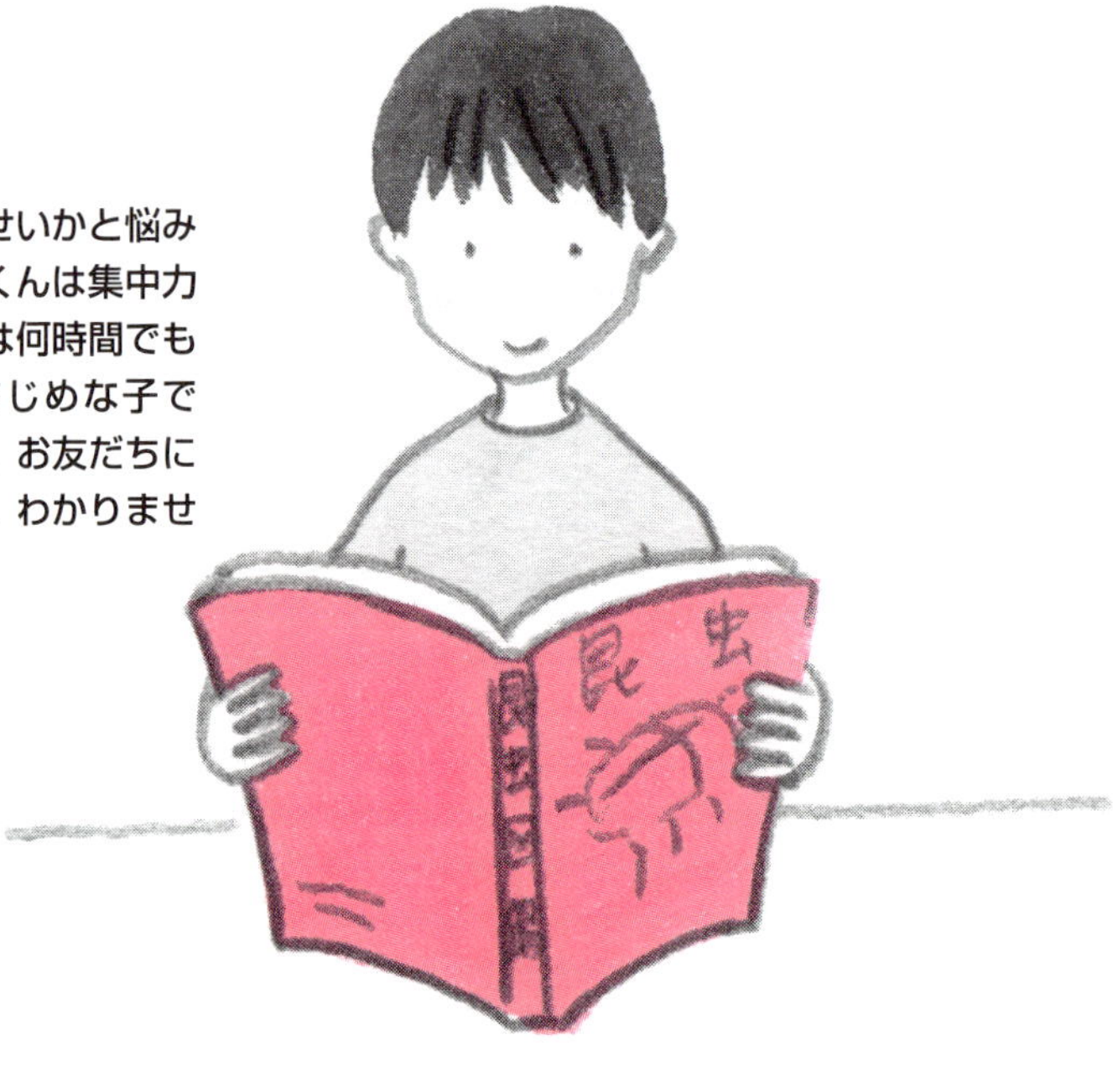

❼ 悩んだ末、子育て相談センターに行くことにしました。そこで相談員から「一度、ちゃんと医療機関を受診してみたらどうか」とアドバイスを受けたので、病院の小児科に行くことにしたのです。

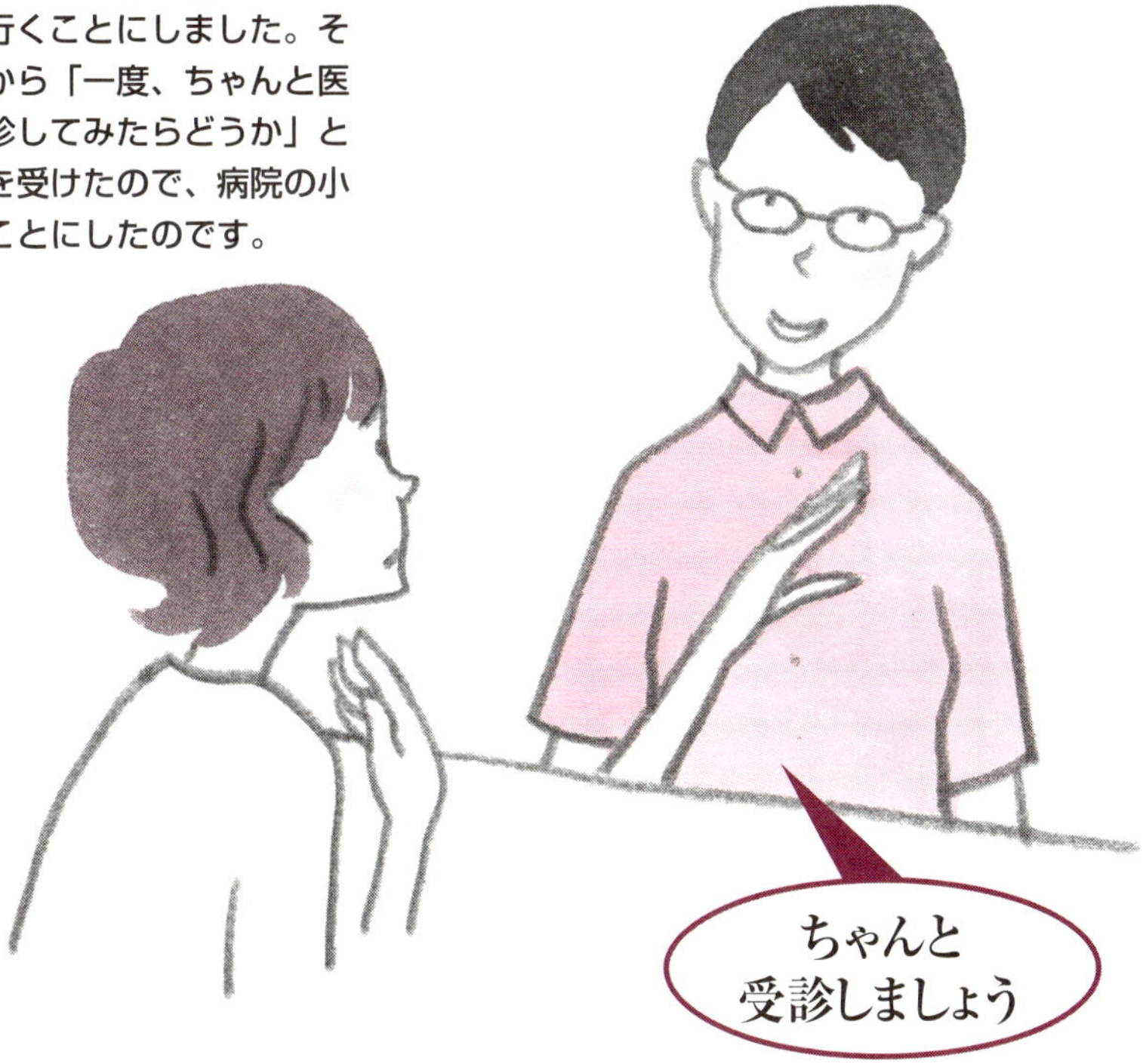

❽ 病院で「トゥレット症候群」と診断され、言ってはいけないことを言うのも症状のひとつと知りました。治療をすすめられ、クリニックを紹介してもらい、動きや言葉のチックを軽くするため、短期間、薬を服用しました。2年たったいまは、せきばらいとまばたきが少し残っているだけです。

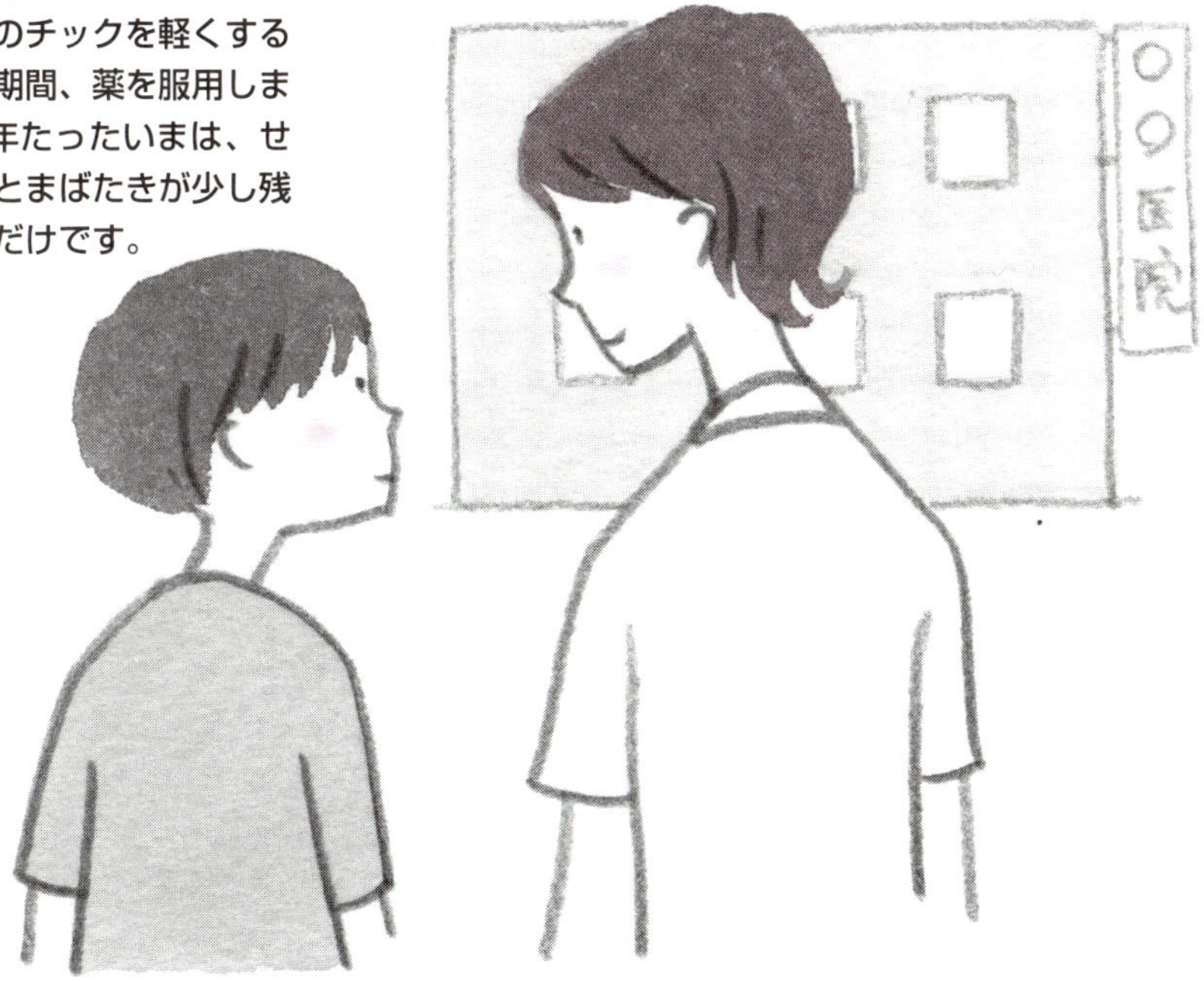

C くん 暴力にまでエスカレート。薬物療法も

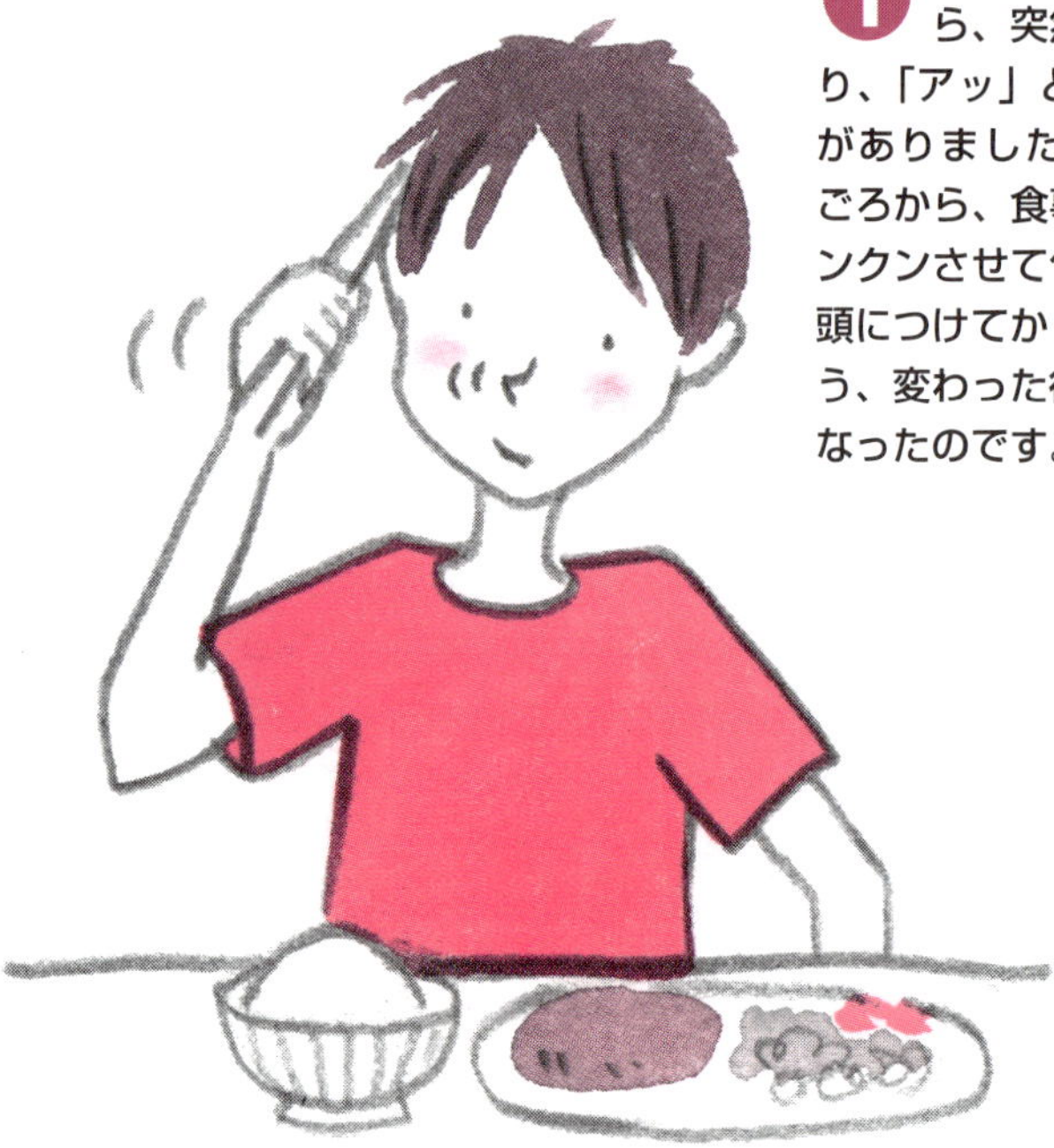

❶ Cくんは、小さいころから、突然しかめ面をしたり、「アッ」と声を出すチックがありました。ところが10歳ごろから、食事というと鼻をクンクンさせて匂いをかぎ、箸を頭につけてから食べ始めるという、変わった行動をするようになったのです。

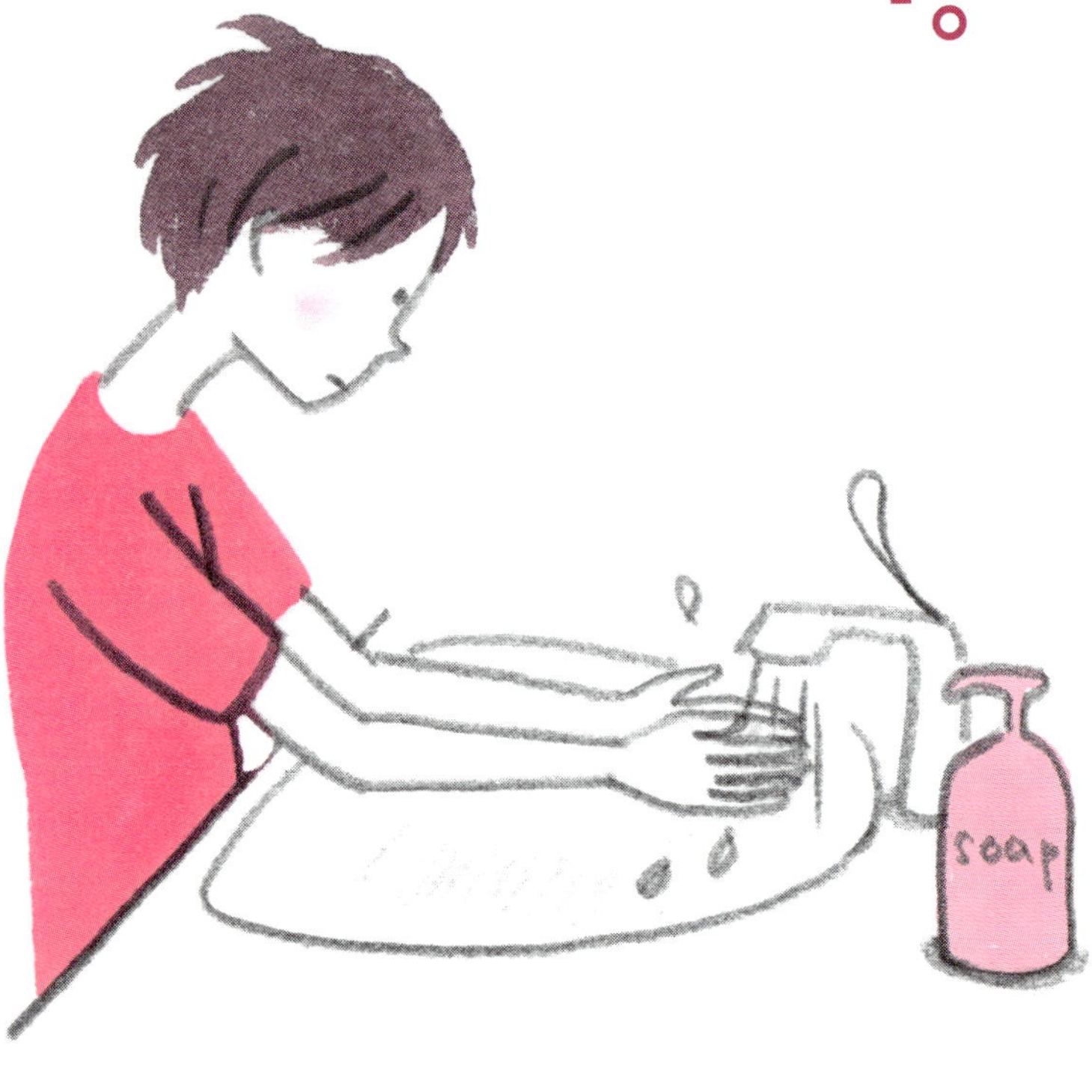

❷ そのころ、「バイキンがこわい」と、ていねいに手を洗うようになりました。母親は、とくに止めることでもないと思っていたのですが、度を超してきました。洗い続けて手が荒れても、やめられないのです。

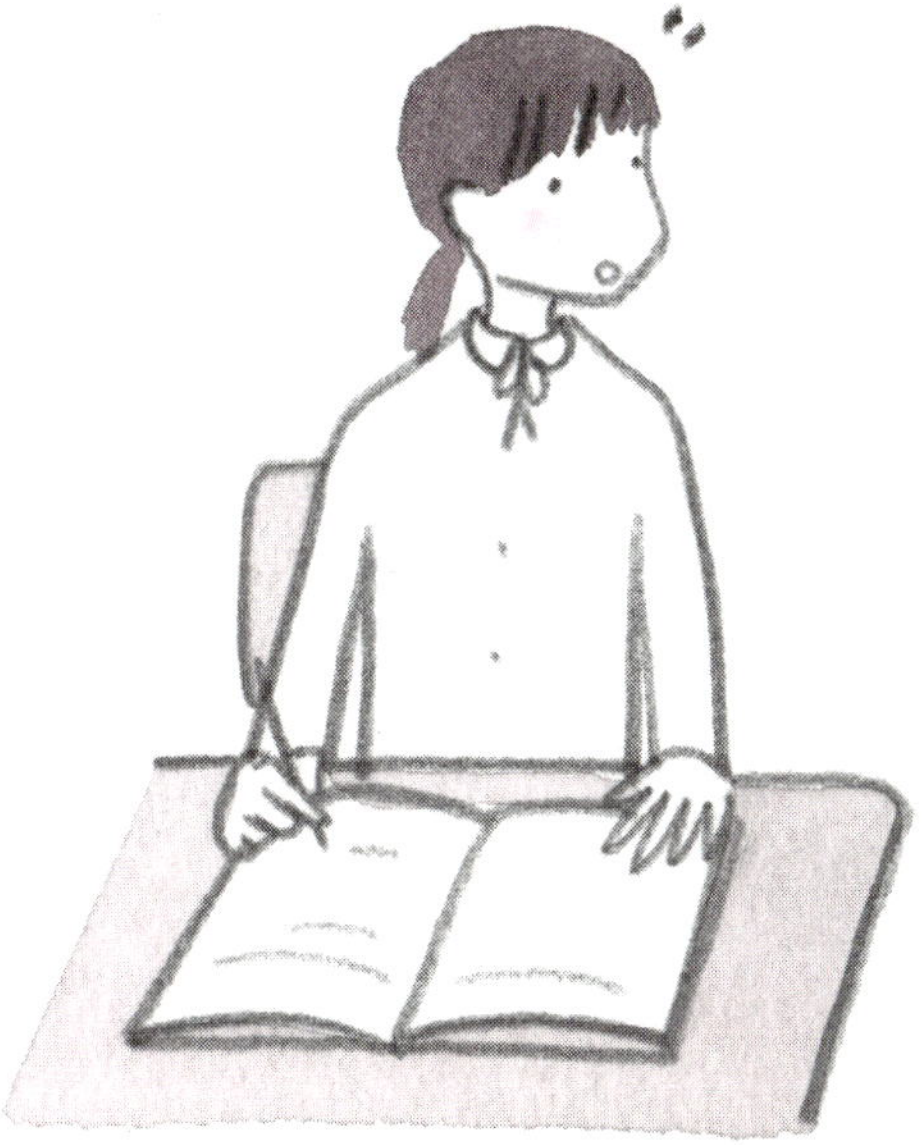

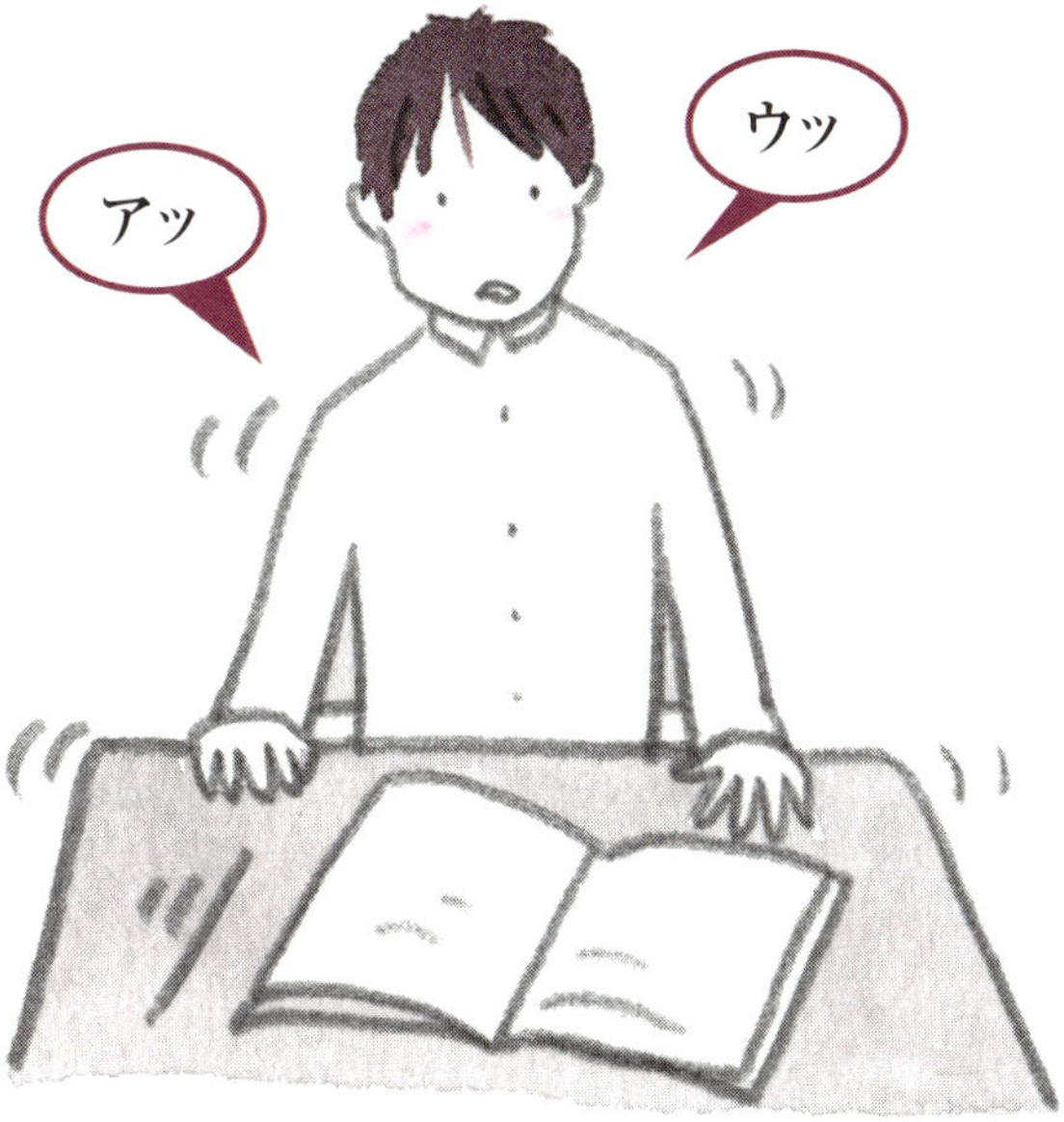

❸ これまでも授業中に「アッ」などと声を出すことがあったのですが、机をガタガタゆするようになりました。「隣の子にめいわく」だからと、学校の先生から家庭に連絡があり、母親はその実態を知ったのです。

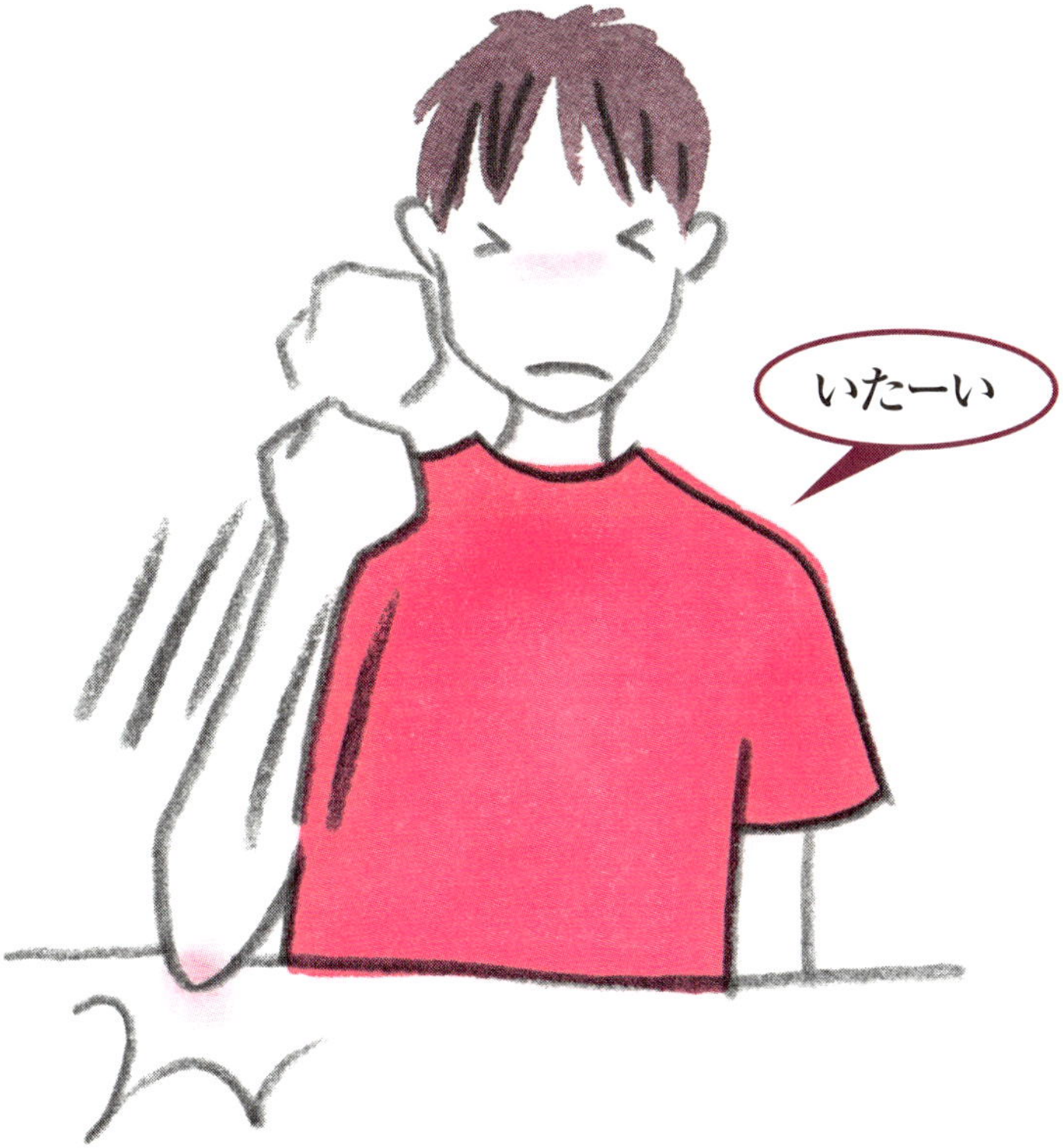

❹ 多動なのかと考え、小児科を受診したところ、チックと診断。しかし行動は変わらず、時間が経つばかり。高校生になったころから、自分のひじを机に打ちつけるようになりました。もちろん本人は痛くていやなのですが、やめられないというのです。

❺ 落ち着きがなく、ささいなことですぐ怒るようになり、家の中で壁をけとばしてこわすこともあります。チックもひどくなり、ひじを骨折するほどになってしまいました。

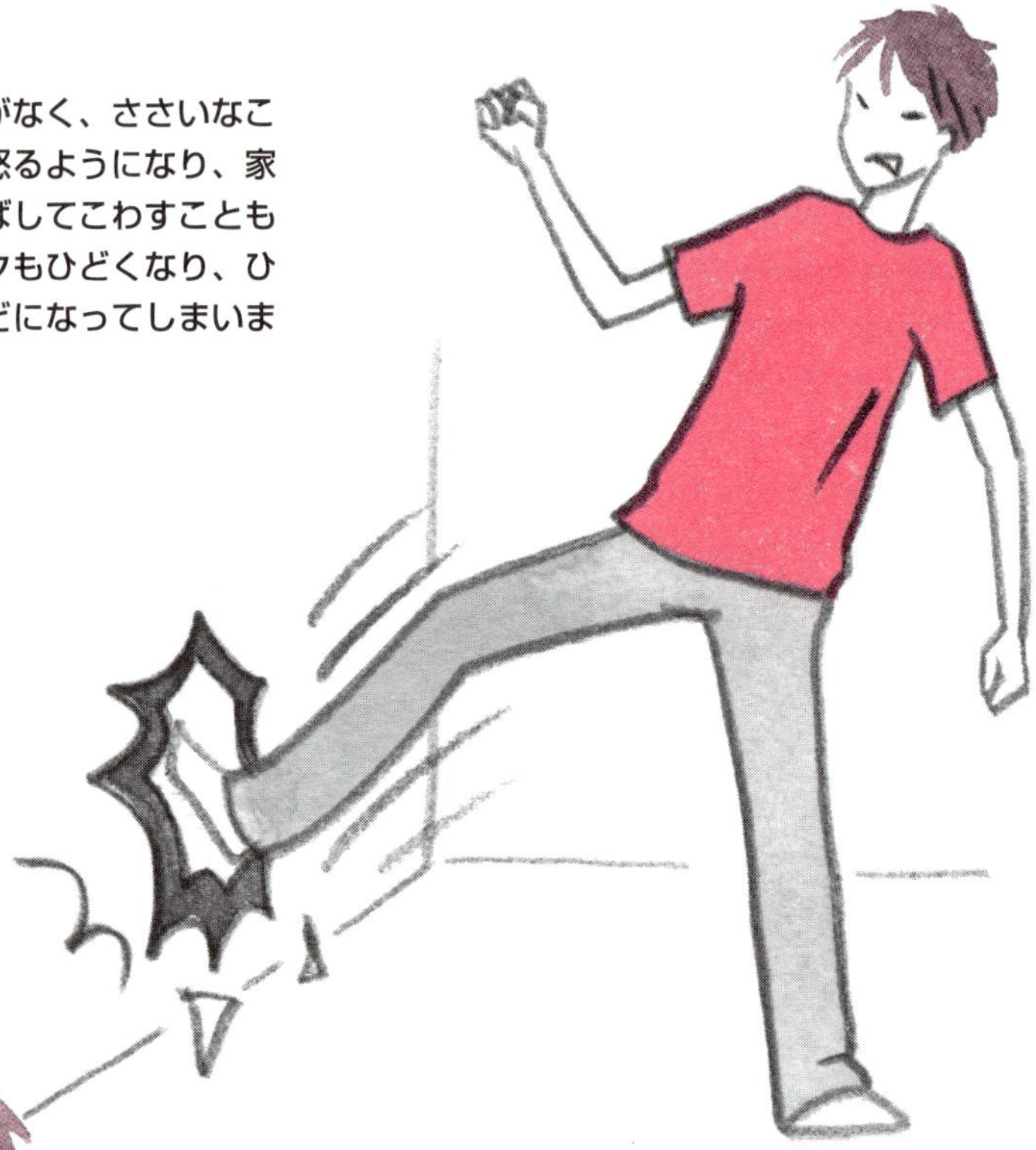

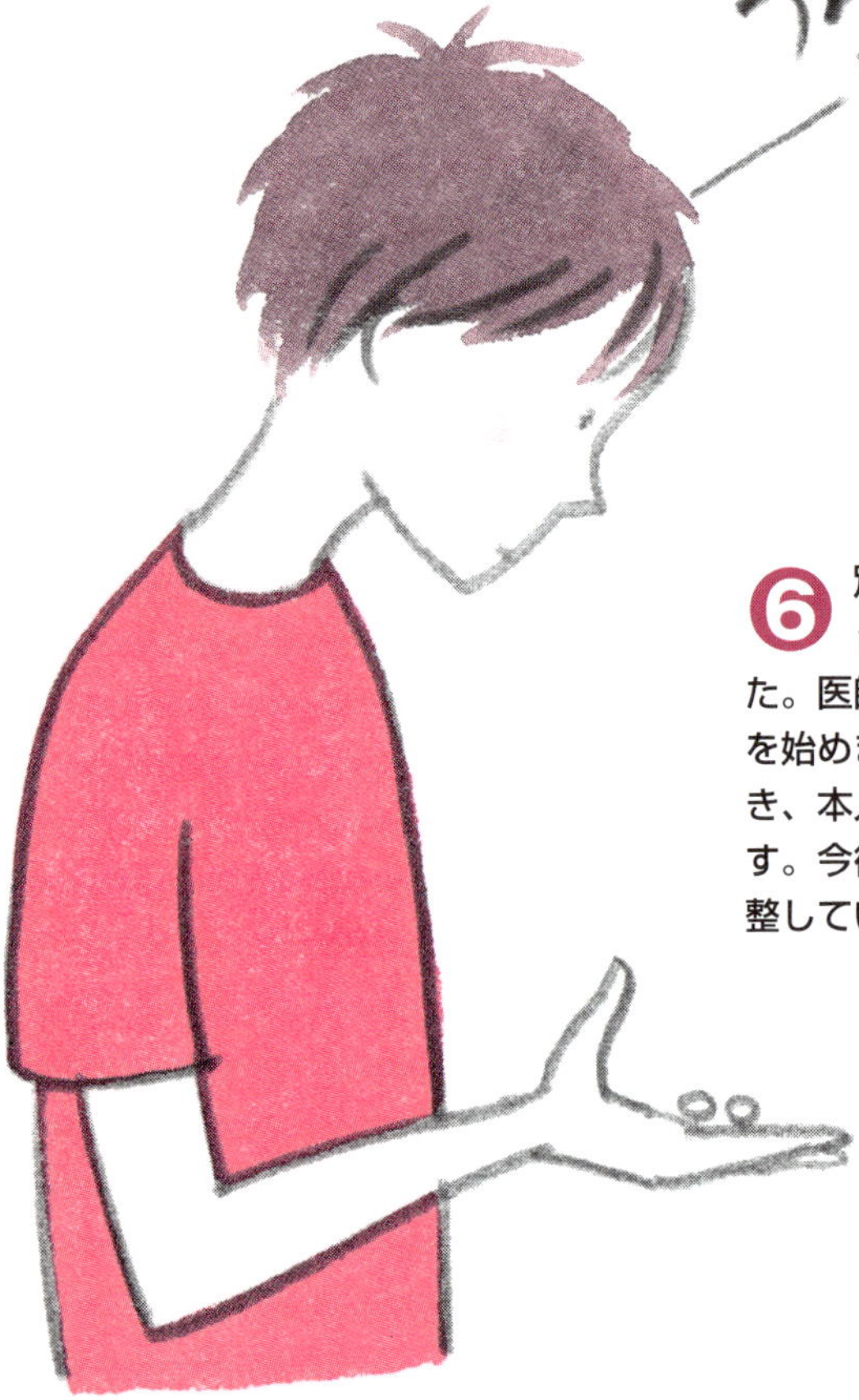

❻ 別の病院に行ったら、トゥレット症候群という診断でした。医師と相談して、薬を飲む治療を始めました。すると症状は落ち着き、本人も楽になったと言っています。今後はようすをみながら薬を調整していくそうです。

2

体が動き声が出るのを止められない

くり返すまばたきや首ふり。
本人は苦しくないのか、体に影響はないのか、
つい心配しがちです。
まず、チックとはなにか
正しい知識を得ることから始めましょう。

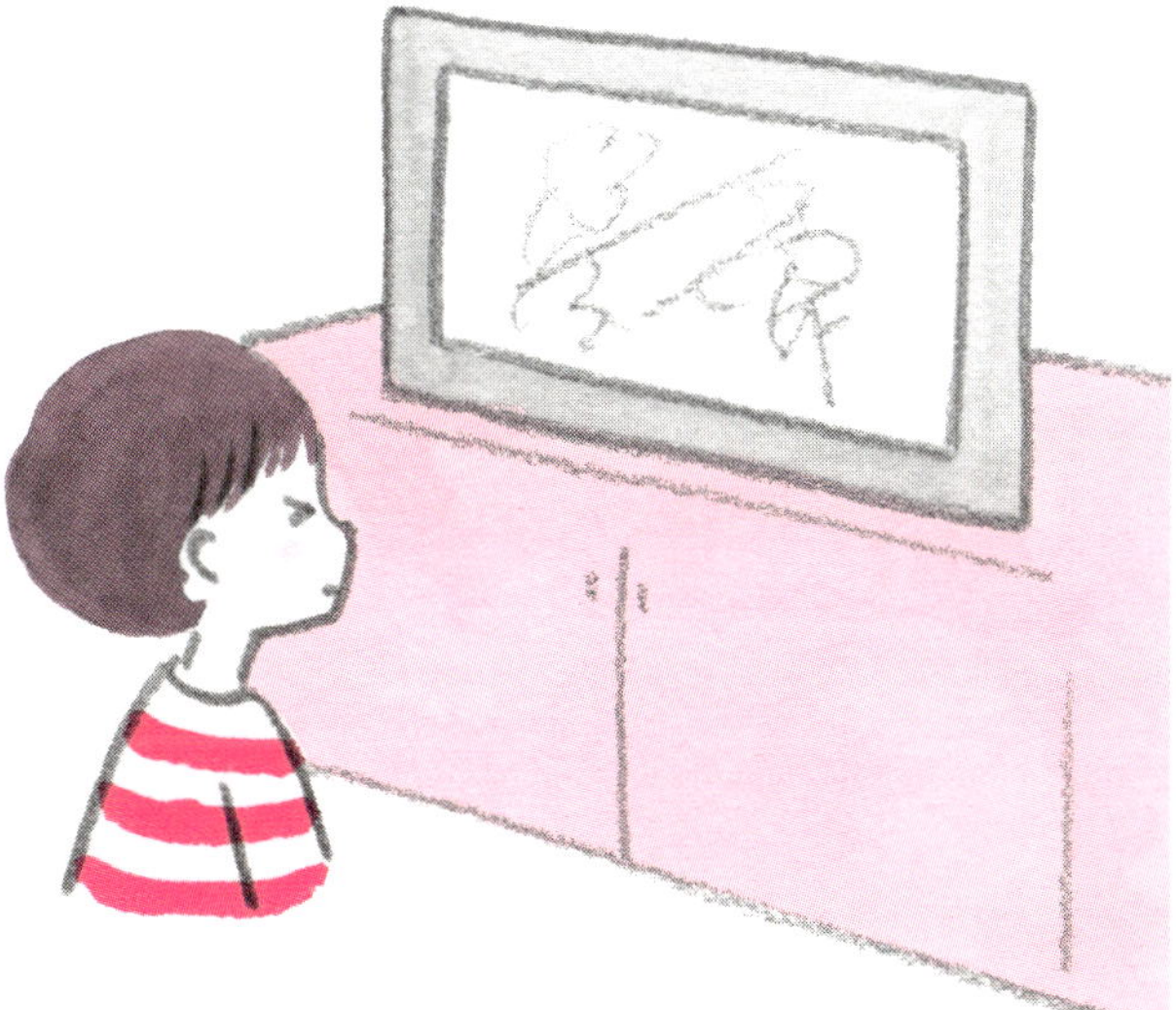

定義

チックとは症状名であり、病名でもある

急に目をパチパチさせたり、首をふったりする動作がくり返されるチック。じつは子どもの一〇人に一～二人にみられる、ありふれた症状です。

発症年齢（チック）

はじめてチックがあらわれた年齢は2～13歳という人が大半を占める。発症年齢の平均は6.7歳。大部分が10歳までに発症する

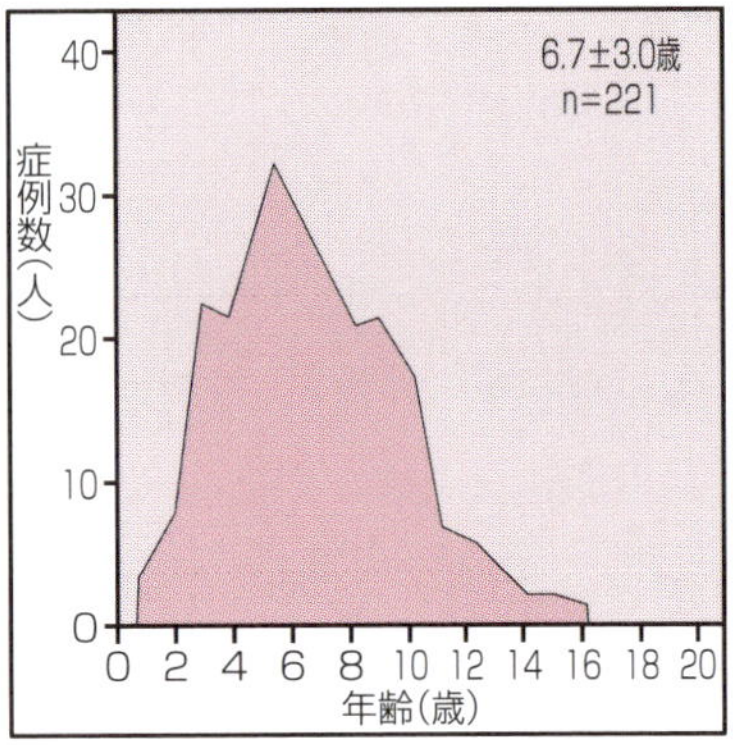

6.7±3.0歳
n=221
症例数（人）
0
10
20
30
40
0 2 4 6 8 10 12 14 16 18 20
年齢（歳）

（Leckman＆Cohen，1999）

男女差

チックのある男子は女子の約3倍。女子より男子に多くみられる

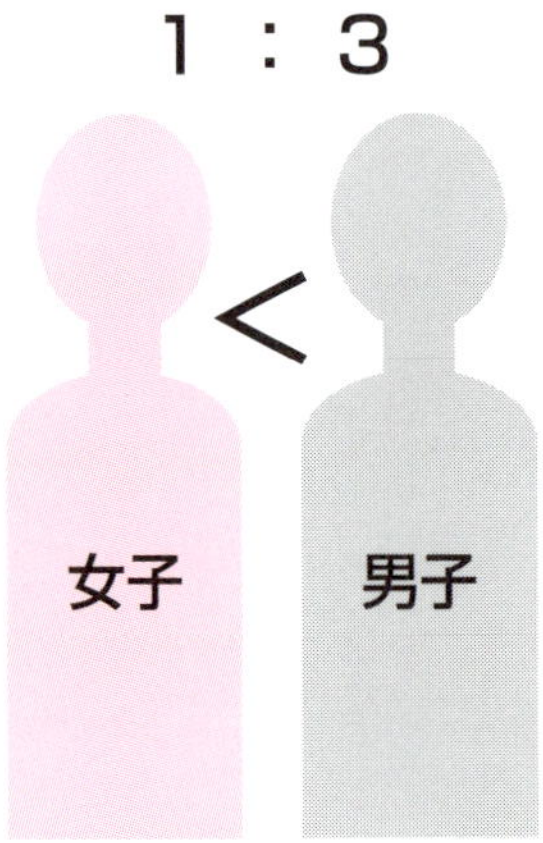

1 ： 3
＜
女子
男子

発症年齢（トゥレット症候群）

チックのひとつ、トゥレット症候群（Ｐ28参照）も、ほとんどが幼児期から思春期にかけて症状が出始める

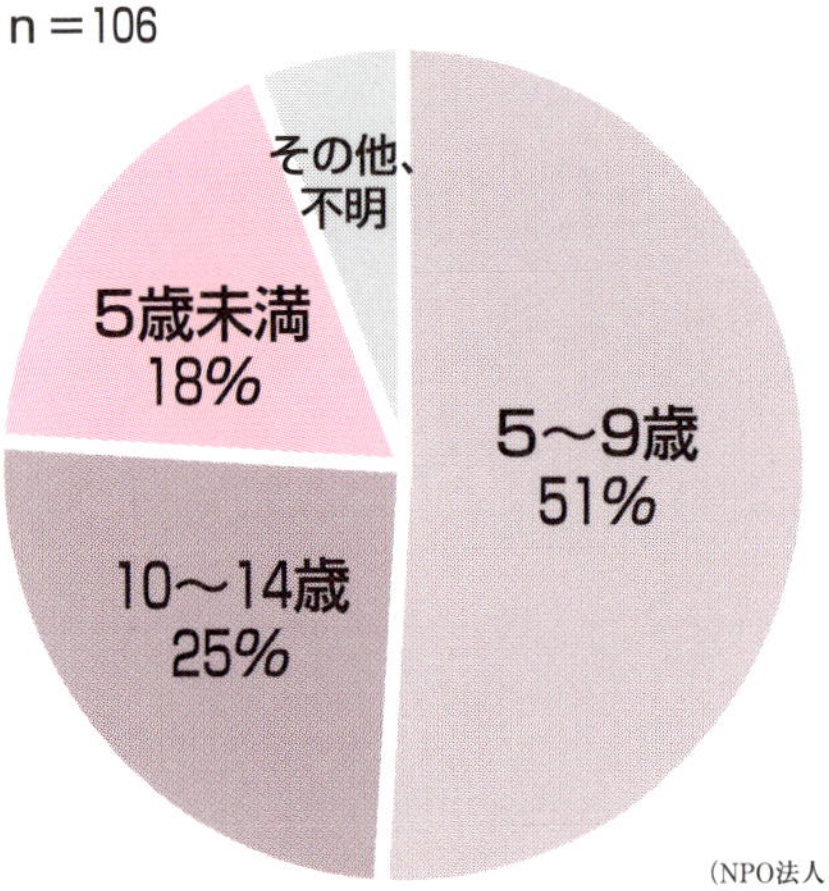

n＝106
5～9歳
51%
10～14歳
25%
5歳未満
18%
その他、
不明

（NPO法人日本トゥレット協会）

チックとは

突然、筋肉が瞬間的にピクッと収縮する動きをさす用語。なにかの言葉を略したものではない。

tic

突発的、急速、反復性、非律動性、常同的な運動あるいは発声

症状　病名

チックは症状をさすと同時に病名でもある。チック病、チック障害ともいわれます。

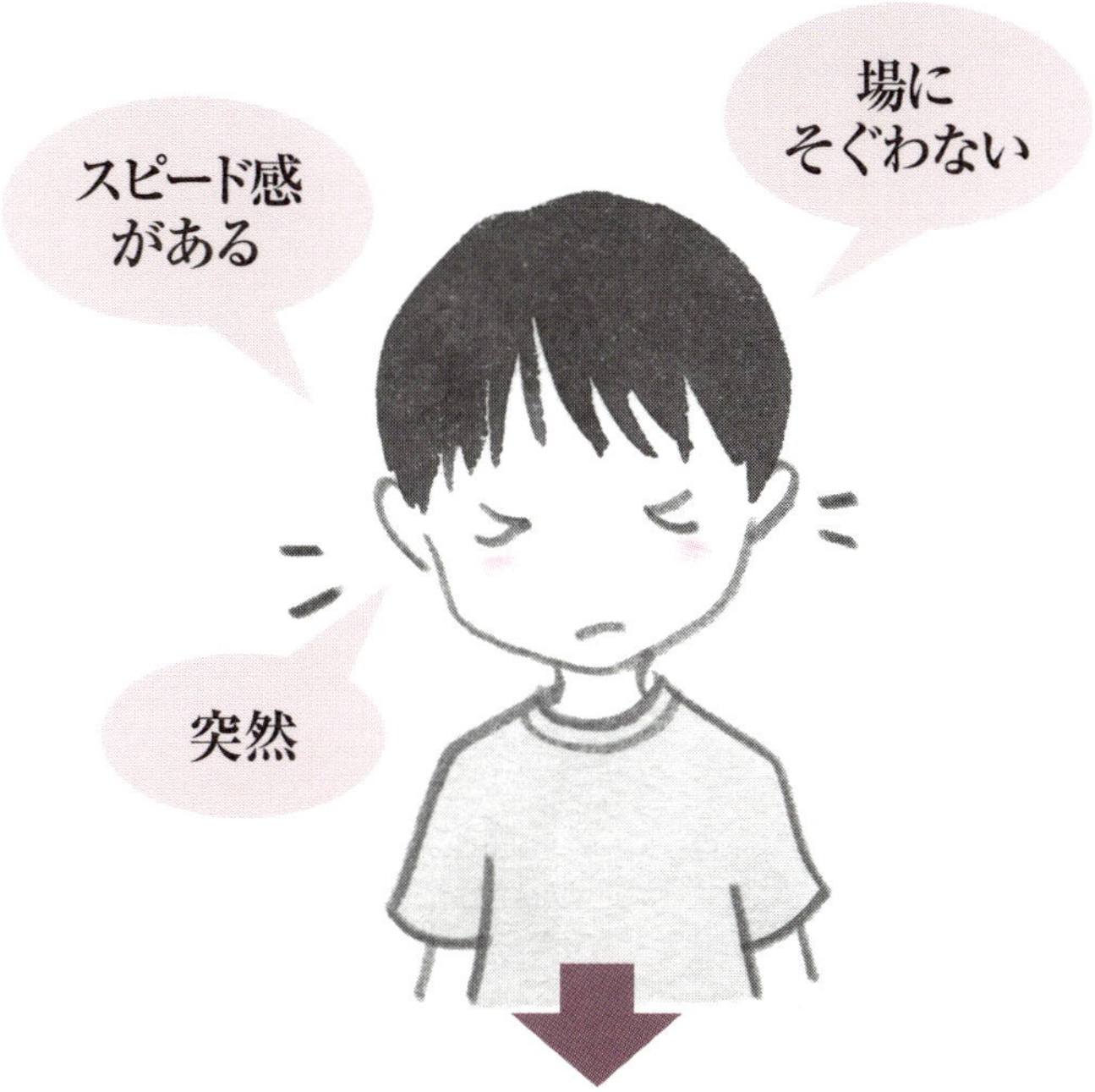

目立つけれども悪いことをしているわけではないし、症状の強弱が違うだけで、意外に多くの子にみられる

体の一部をくり返し動かす

やろうとしているわけではないのに、突然、体の一部がすばやく動き、それを何度もくり返す状態がチックです。

不自然なまばたきや眼球の動き、首ふりなど、動作としてあらわれるものだけでなく、口や鼻、のどの動きとして生じれば、音や声、言葉のくり返しとしてあらわれることもあります。

発症頻度は小児期の一〇～二四パーセント

場にそぐわない動きを何度もくり返す子どものようすをみれば、親は心配になるでしょう。

しかし、チックは意外にありふれた症状で、一度でもチックを経験したことのある子どもは一〇～二四パーセント、およそ一〇人に一～二人の割合にのぼるといわれます。とくに診断・治療を受けていないという場合も多いのが実情です。

タイプ

運動性と音声に大きく分けられる

あらわれる症状は、体の一部がピクッと動く運動性チックと、鼻を鳴らしたり、声や言葉を発したりする音声チックに大別できます。

運動性チックの例

体の一部にチックが生じるもの。顔、首、肩、腕、胴体、足とどこにでも起き、ときには複数の部位がいっしょに動く場合もあります。唐突に何度もくり返します。

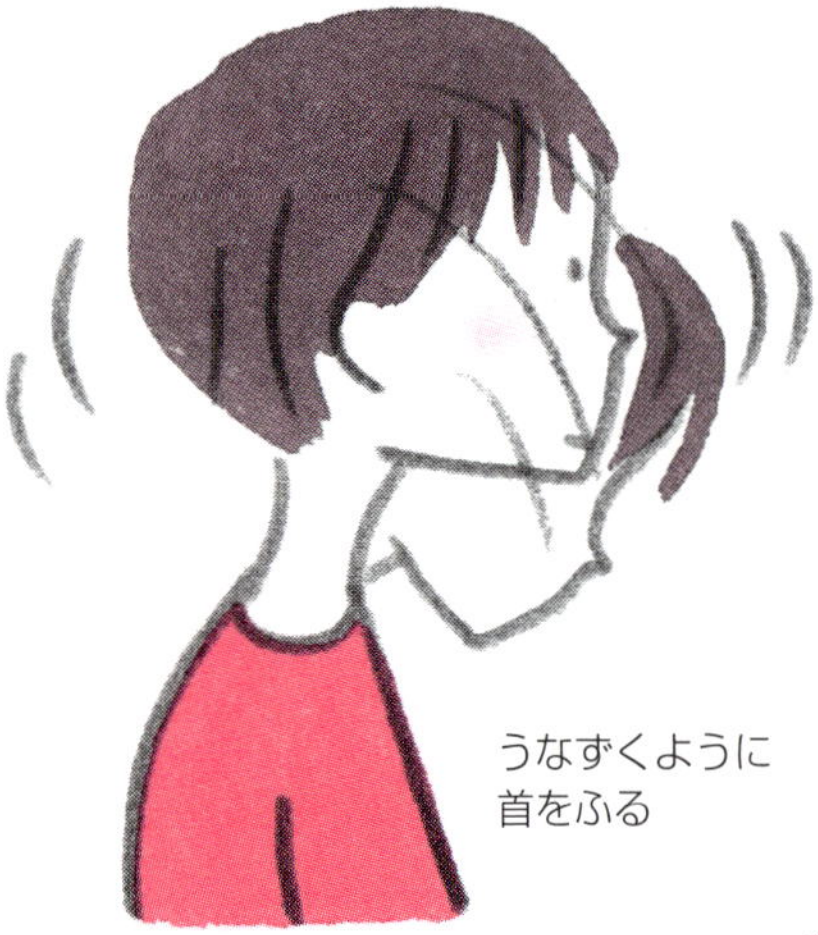

うなずくように首をふる

口のまわりをなめる

まばたき

顔をしかめる

ジャンプする

肩をすくめる

片足をひきずる

ものにさわる

口をあける

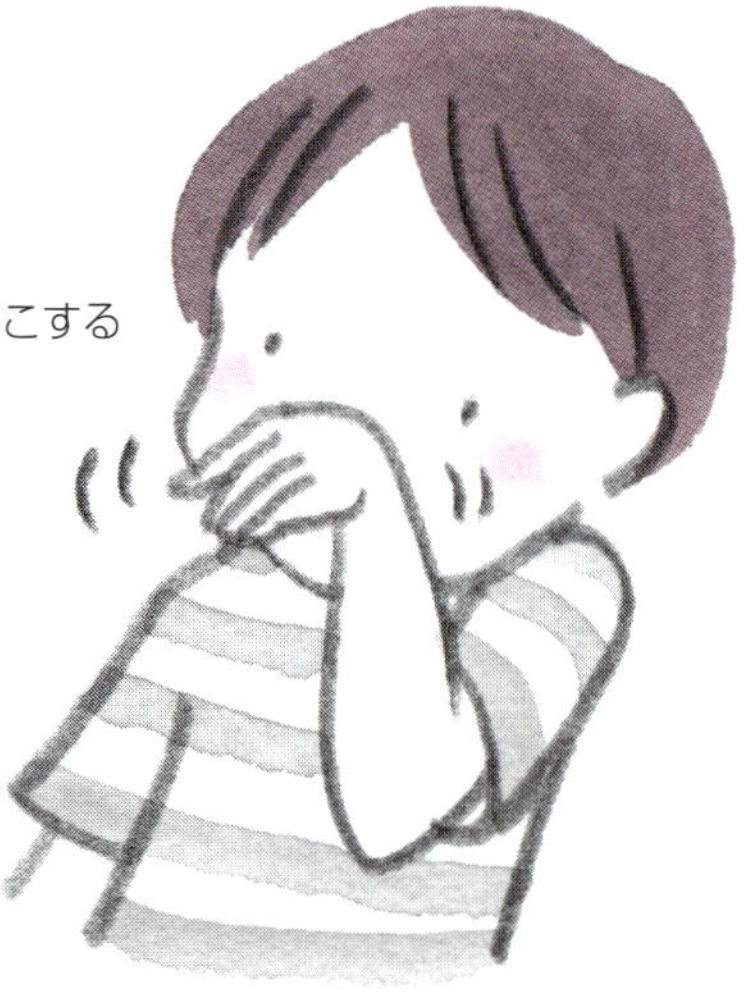

手で鼻をこする

音声チックの例

発声にかかわる器官に生じるチック。声や音を発する場合だけでなく、意味のある言葉をくり返すこともあります。

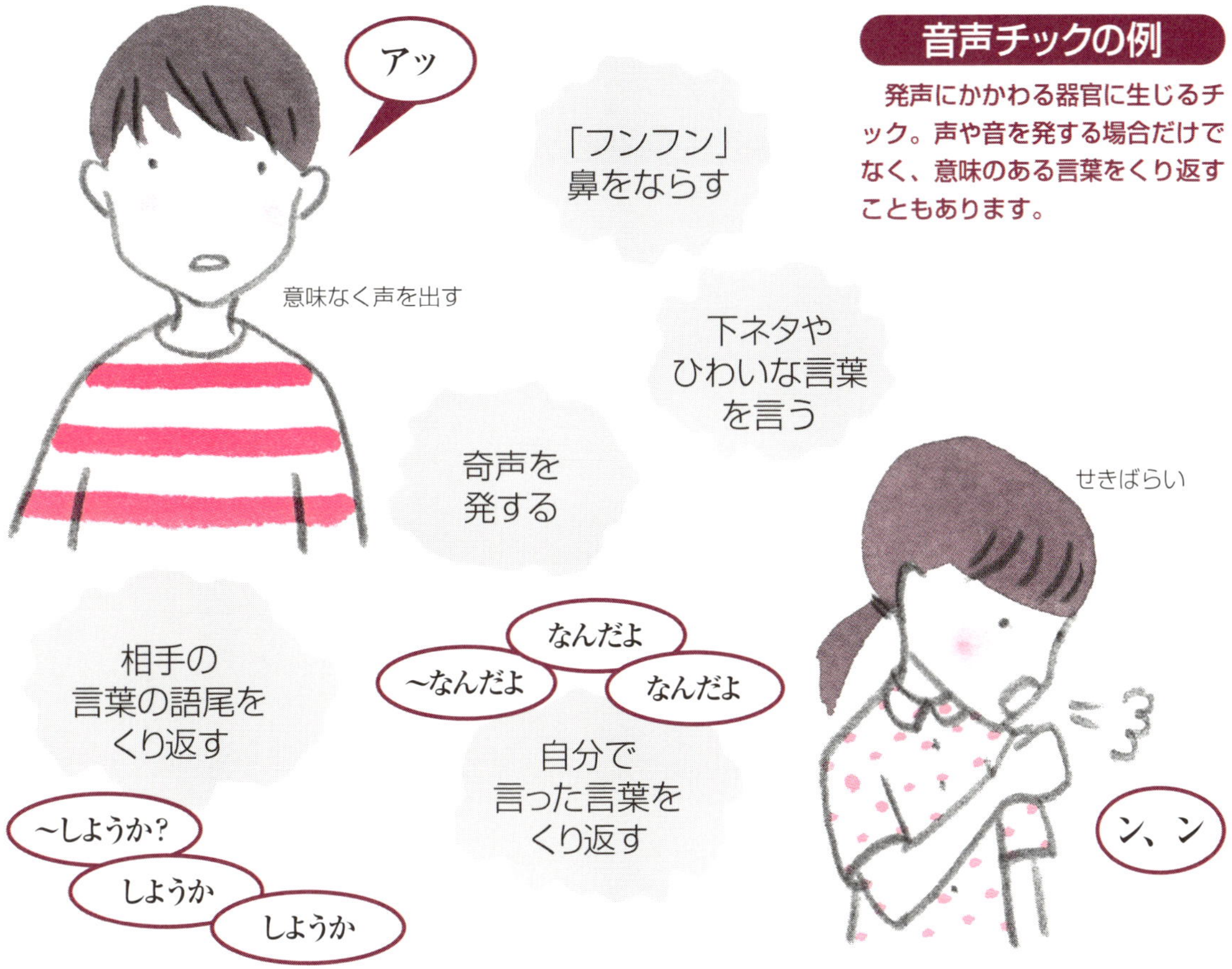
アッ
意味なく声を出す
「フンフン」
鼻をならす
下ネタや
ひわいな言葉
を言う
奇声を
発する
せきばらい
相手の
言葉の語尾を
くり返す
～しようか？
しようか
しようか
なんだよ
～なんだよ
なんだよ
自分で
言った言葉を
くり返す
ン、ン

突然、筋肉のけいれんのように体が動く

チックが起こる部位はさまざまです。部位によって動作は違ってきますが、突然、けいれんしたように筋肉がピクンと動くという共通点があります。

その動きが目の筋肉に起これば、不自然なまばたきや眼球の動きになり、肩の筋肉なら、肩をすくめるような動きになります。

声だけから言葉まで

声を出す筋肉群に起これば、言うつもりはないのに言葉を発してしまうという症状が出てきます。

音声チックのなかには、その場に似つかわしくない言葉がふいに出てしまうタイプもあります。子どもの場合、ひわいな言葉より、「バカ」「死ね」などといった、悪態を口にすることが多いようです。遊びのなかで突然言うなど、チックの一種とは気づかれないことも少なくありません。

タイプ

ほとんどのチックは単純で短期間

チックの出方や続く期間はさまざまですが、たいていの場合、数週間から長くても数ヵ月。ほとんどの子が一年以内には自然に消えていきます。

チックの分類①

あらわれる症状が単純なものと、複雑なものがあります。

単純性

とくに目的はなさそうにみえるが、チックとわかりやすい

すばやい動きの典型的な運動性
または音声チック。
まばたき、肩すくめ、奇声など、
ひとつの症状があらわれる

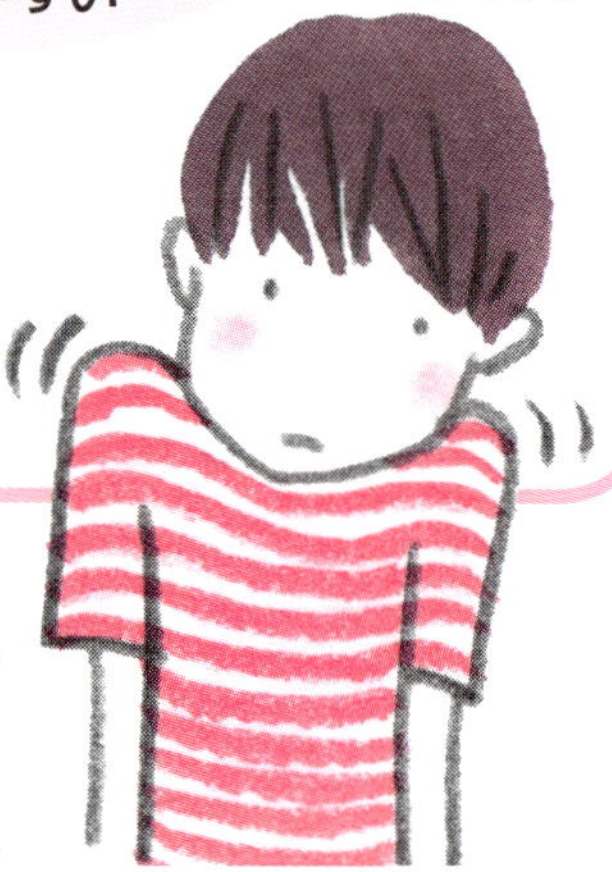

突然肩をすくめる

複雑性

一見、目的がありそうで、チックとはわかりにくい

体の複数の部位が同時にややゆっくりと動き、
表情を変える、ものにさわるなど、
なにか目的がありそうな動作になったり、
意味のある言葉を発したりする

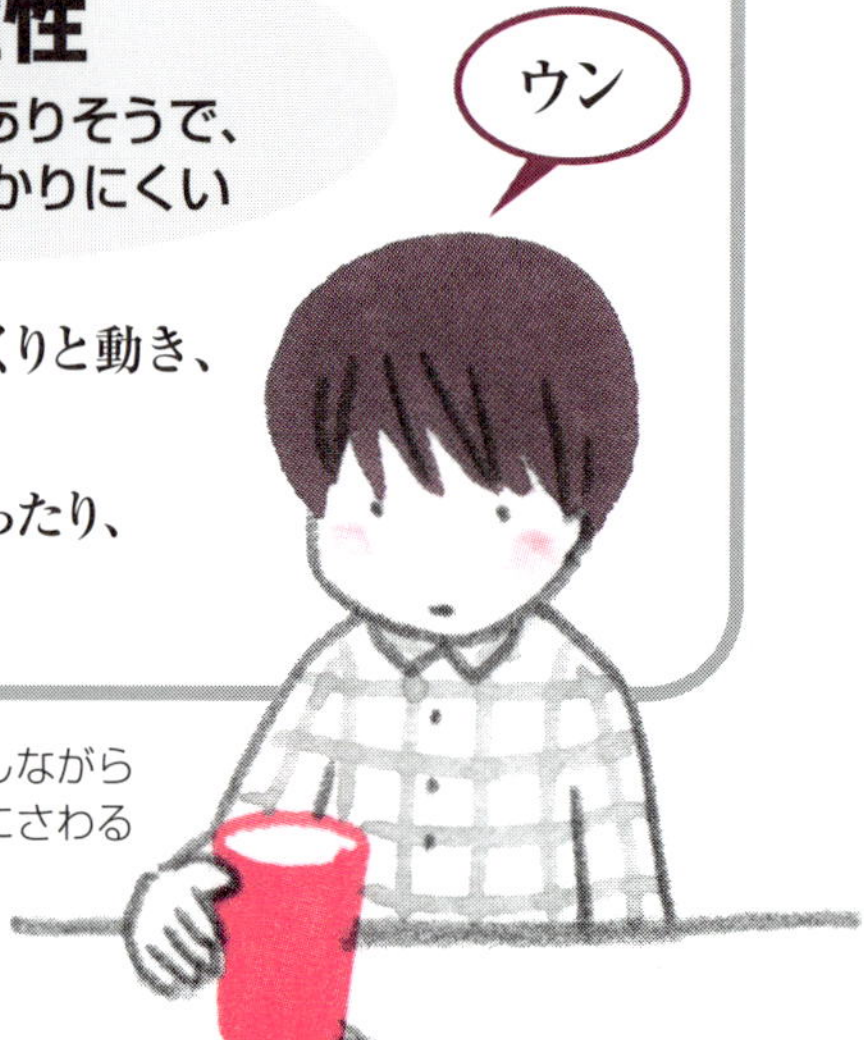

声を出しながらものにさわる

チックの分類②

あらわれるチックの数や続く期間によって、いくつかのタイプに分けることができます。ただし、それぞれの違いは明確ではなく、重なりあう部分があります。

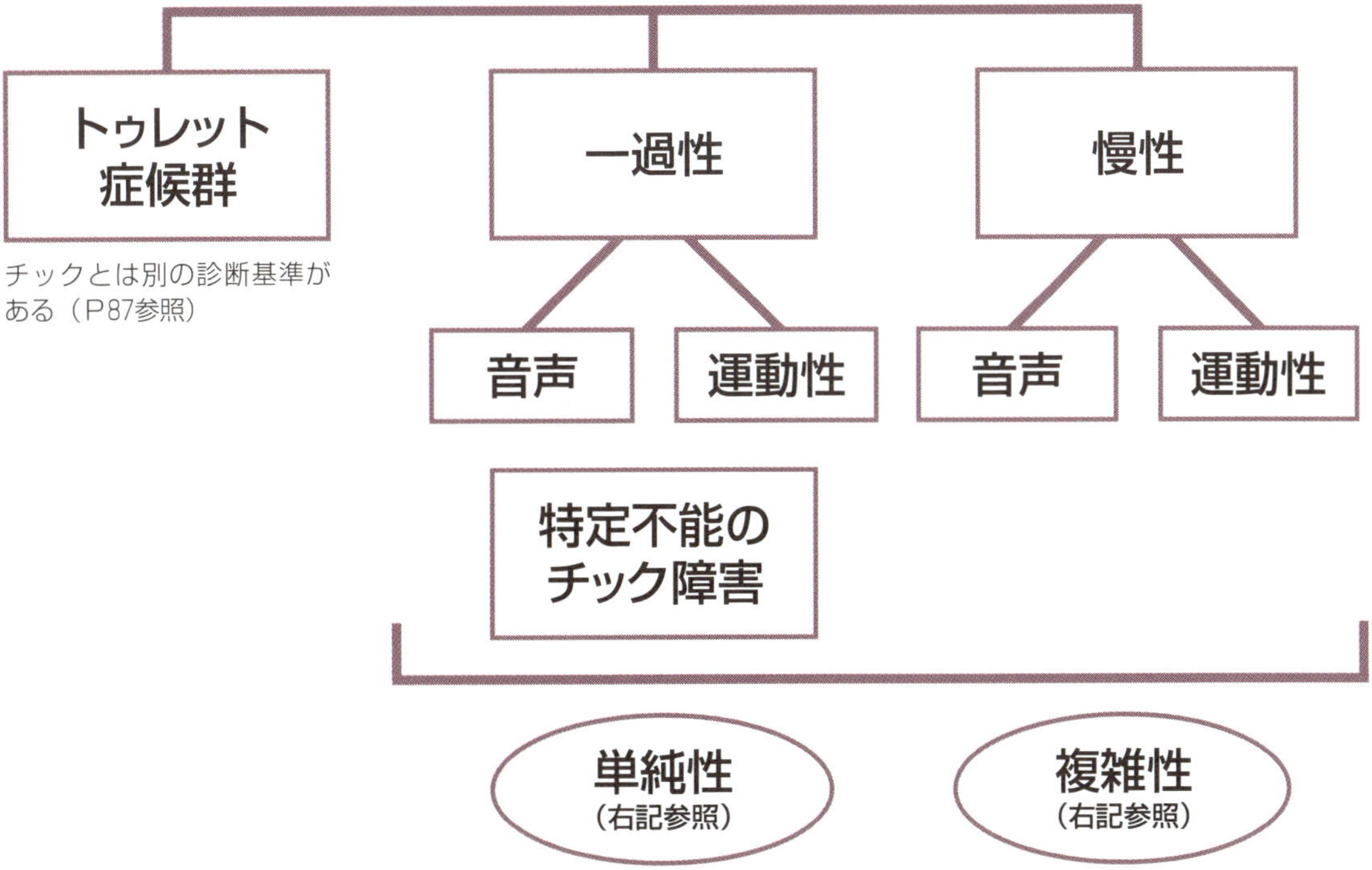

複数のチックが同時に起こることもある

チックの多くは、とくに治療しないまま、いつのまにか消えてしまう一過性のもの。あらわれる症状は、一～二種類の単純性チックであることが大半です。

しかし、ひとつ消えたかと思うと、また別のチックがあらわれるといったように、異なる単純性チックが次々に出現することもあります。

また、全身にわたって複数のチックが同時に起こることもあれば、運動性チックと音声チックの両方が出現することもあります。

一年以上続くと「慢性」になる

ひとくちにチックといっても、パターンはじつにさまざまです。

なんらかのチック症状が一年以上にわたって続く場合には、慢性のチック障害ととらえます。そのなかでも、より重症なものがトゥレット症候群です。

トゥレット症候群

チックのなかでも重症なもの

トゥレット症候群は慢性のチック障害のひとつですが、複数の運動性チックに加え、音声チックもあるといったように、より重症なタイプです。

主な症状はチック

トゥレット症候群の症状は、ほかのチック障害と同様、チックそのものです。

一～二種類の運動性チックで始まり、やがてチックがあらわれる部位が広がり、音声チックも加わっていくというのが一般的な進み方。その状態が一年以上にわたって続けば、トゥレット症候群と診断されます。

ほかのチック障害にくらべると症状の数が多く持続期間も長く、生活上の問題を多くかかえがちです。ただし、重症度は人によって大きく違います。また、患者数は一万人に四～五人程度といわれ、あまり多くはありません。

トゥレット症候群とは

米国精神医学会の診断基準（DSM-Ⅳ-TR）に定められたトゥレット症候群の定義（P87参照）は主に次の2点がポイントです。

1 複数のチック症状がある

運動性チックが複数あり、音声チックの症状もある。複数の症状が同時にあらわれている場合だけでなく、次々にあらわれる場合も含める

2 1年以上続く

チックが1日に何回も起こり、その状態が1年以上続いている。その間によくなったようにみえる期間があっても、3ヵ月以上は持続しない

薬の副作用によるものではない

18歳以前に発症する

特徴

トゥレット症候群は広い意味ではチックのひとつですが、厳密には別のタイプ。生活に支障をきたしてしまうこともあります。

げんこつで首をたたくのはいやなのに、やめられない

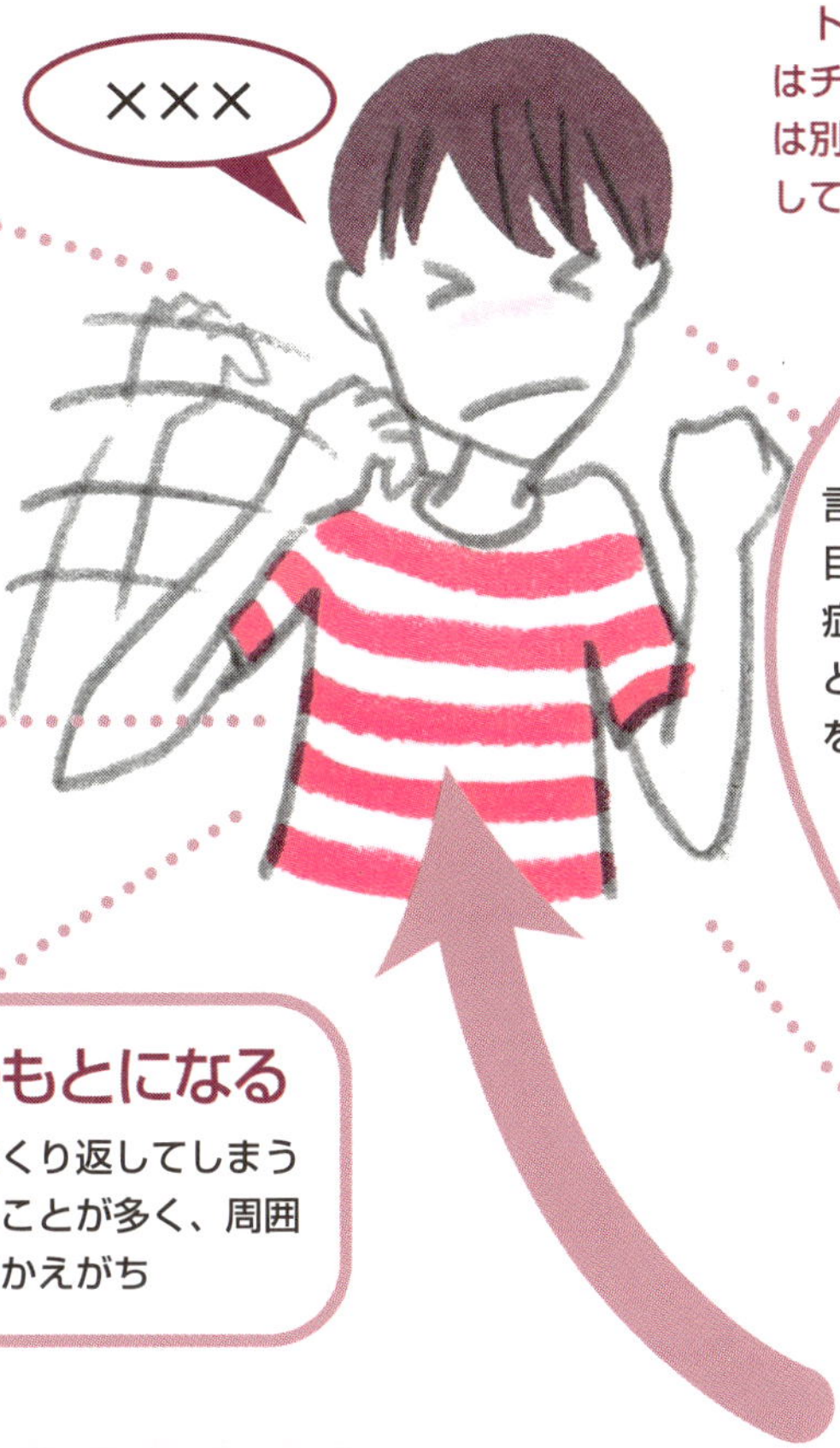

汚言症《おげん》

汚い言葉や性的でひわいな言葉が口をついて出てしまう。トゥレット症候群の10～20%にみられる

言動をくり返す

複数の運動性チックや音声チックが出るため、人目を引きやすい言動がくり返される

トラブルのもとになる

反社会的な言動をくり返してしまう場合、誤解されることが多く、周囲とのトラブルをかかえがち

本人はつらい思いをしている

言動が目立つため、奇異な目でみられてしまいがち。症状そのものより、周囲との関係でつらい思いをすることが多い

睡眠障害

寝つきがわるい、ぐっすり眠れないなど、睡眠に関する悩みをもつことも

前駆症状

体の一部に違和感が生じてがまんできず、チックをするとすっきりすることがある

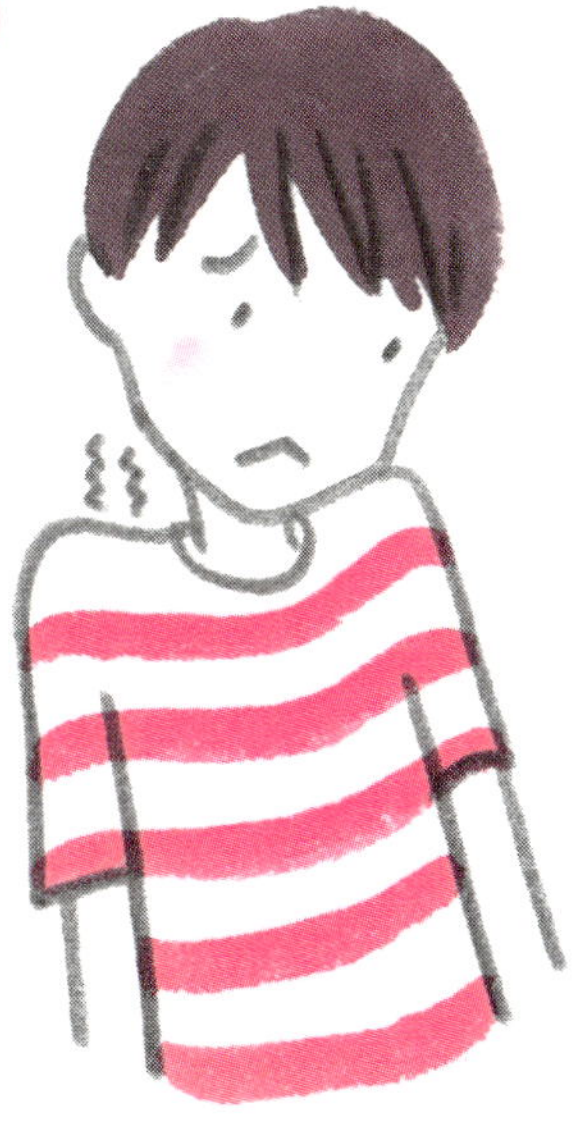

首のあたりがムズムズしてくる

トゥレットは人の名前

一八八五年、フランスで発行された医学文献に、重いチックの症状をもつ九例を報告した論文が掲載されました。現在のトゥレット症候群と同様の症状をもつ症例を、ひとつの病気として提唱した初めての論文でした。

論文の執筆者はフランスの医学者、ジル・ド・ラ・トゥレット。彼の名にちなんで、チックのなかでもより重症の症例を、トゥレット症候群と呼ぶようになったのです。

進み方

幼児期の「まばたき」から始まることが多い

最初に気づく症状としていちばん多いのは、不自然なまばたきの症状です。年齢とともに、ほかの症状が加わることもあります。

初診時の見込み例

チックの症状がいちばん激しくなるのは8～10歳ごろ。ですから、症状が出始めた年齢によって、症状の進み方の予測がつきます。

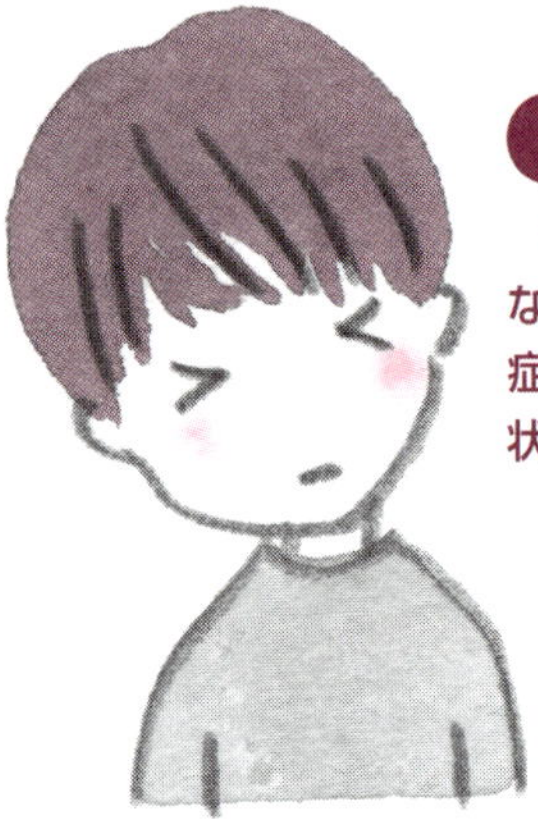

7歳

症状が進む可能性があるので要観察

症状

せきばらい　まばたき　首のチック　腕のチック

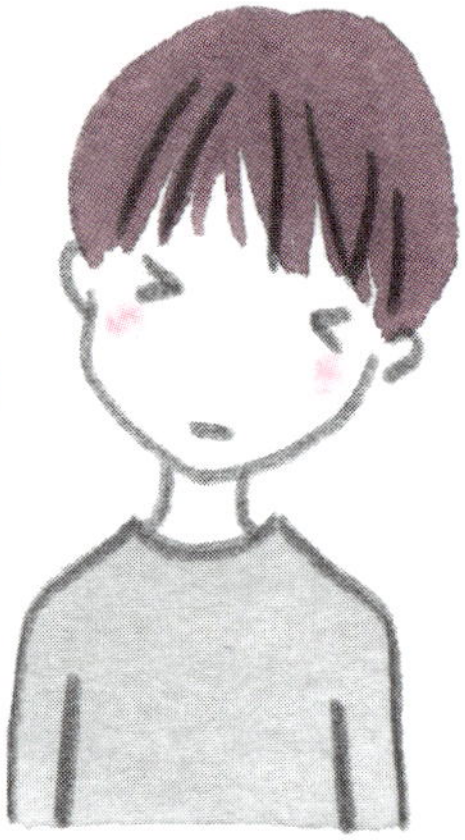

9歳

これ以上は進まないだろうと予測される

チックのあらわれ方

チックは幼児期からじょじょにあらわれます。年少時にあらわれやすいのは単純性の運動性チック。なかでも多いのが目の症状。年長になるにしたがい、音声チックや複雑性チックの発症も増える

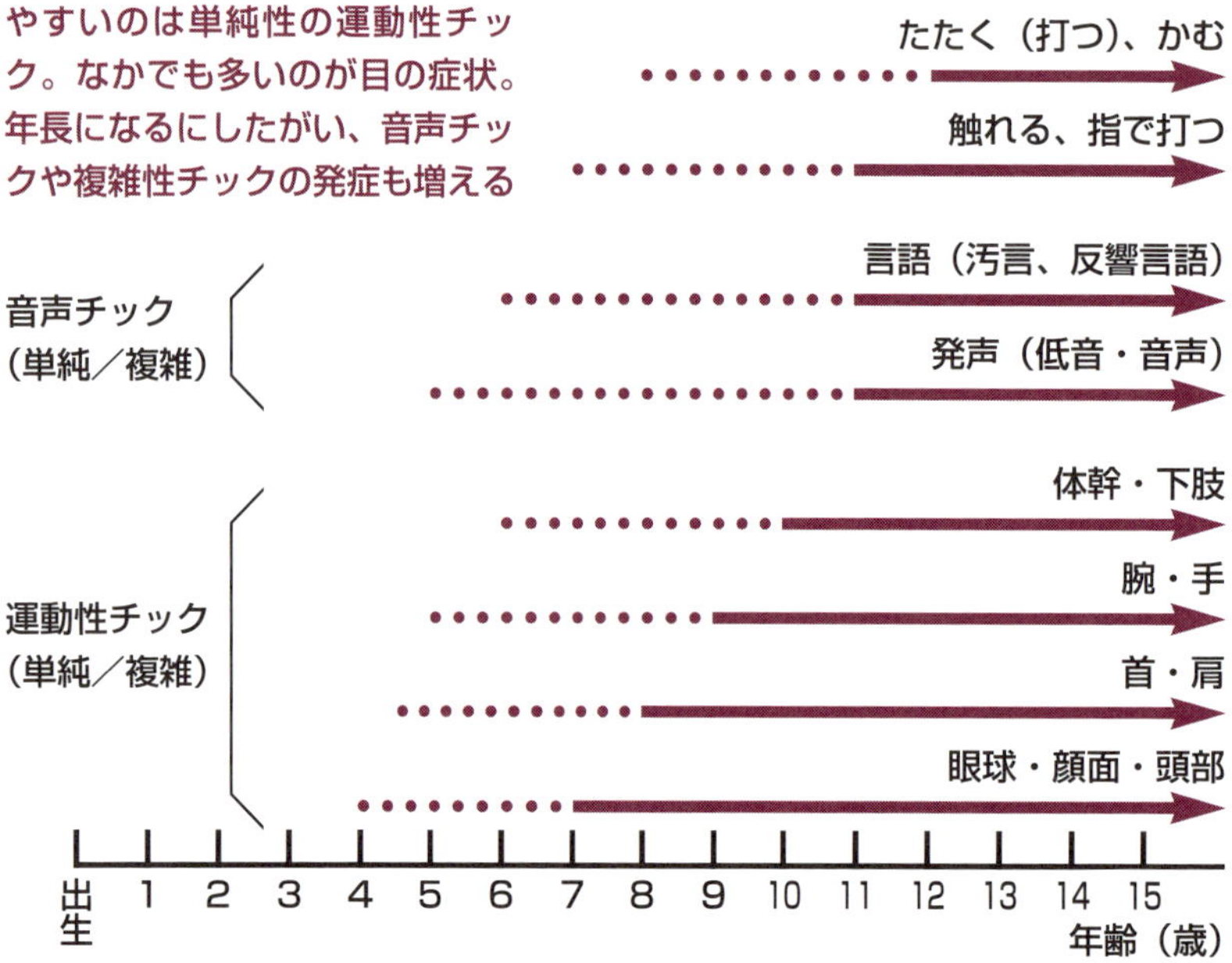

たたく（打つ）、かむ
触れる、指で打つ
音声チック（単純／複雑）
言語（汚言、反響言語）
発声（低音・音声）
運動性チック（単純／複雑）
体幹・下肢
腕・手
首・肩
眼球・顔面・頭部
出生 1 2 3 4 5 6 7 8 9 10 11 12 13 14 15
年齢（歳）

（Jaggerら、1982より一部改変）

運動性から音声へ

チックの初発症状に多いのは、単純性の運動性チックです。目や顔面の症状だけで終わってしまうことも少なくありませんが、症状が続く場合は、顔面から首、肩、手足へと全身に広がっていきます。

また、運動性チックの広がりとともに、音声チックが加わることもあります。

年齢によるところが大きい

年齢によってあらわれやすい症状があるのはチックの特徴です。単純性チックは年少時からみられますが、複雑性チックは年長になってから加わる例が大半です。

もっとも症状が激しくなるのは八～一〇歳ごろ。ピークをすぎれば、それ以上ひどくならずに消えていくことが予想されます。

全身性チックは短期間でおさまる

症状がもっとも強くなる時期には、全身が同時に動く複雑性の全身性チックが起きてくる場合があります。動きや声が大きく、家族の不安も増しますが、このような状態は、それほど長く続きません。生活に支障があれば、服薬で症状を抑えながらやりすごせばよいでしょう（5章参照）。

一般的な経過

大半は顔面の運動性チックで始まります。音声チックで始まった場合、複雑性への進展が比較的早くなる傾向があります。

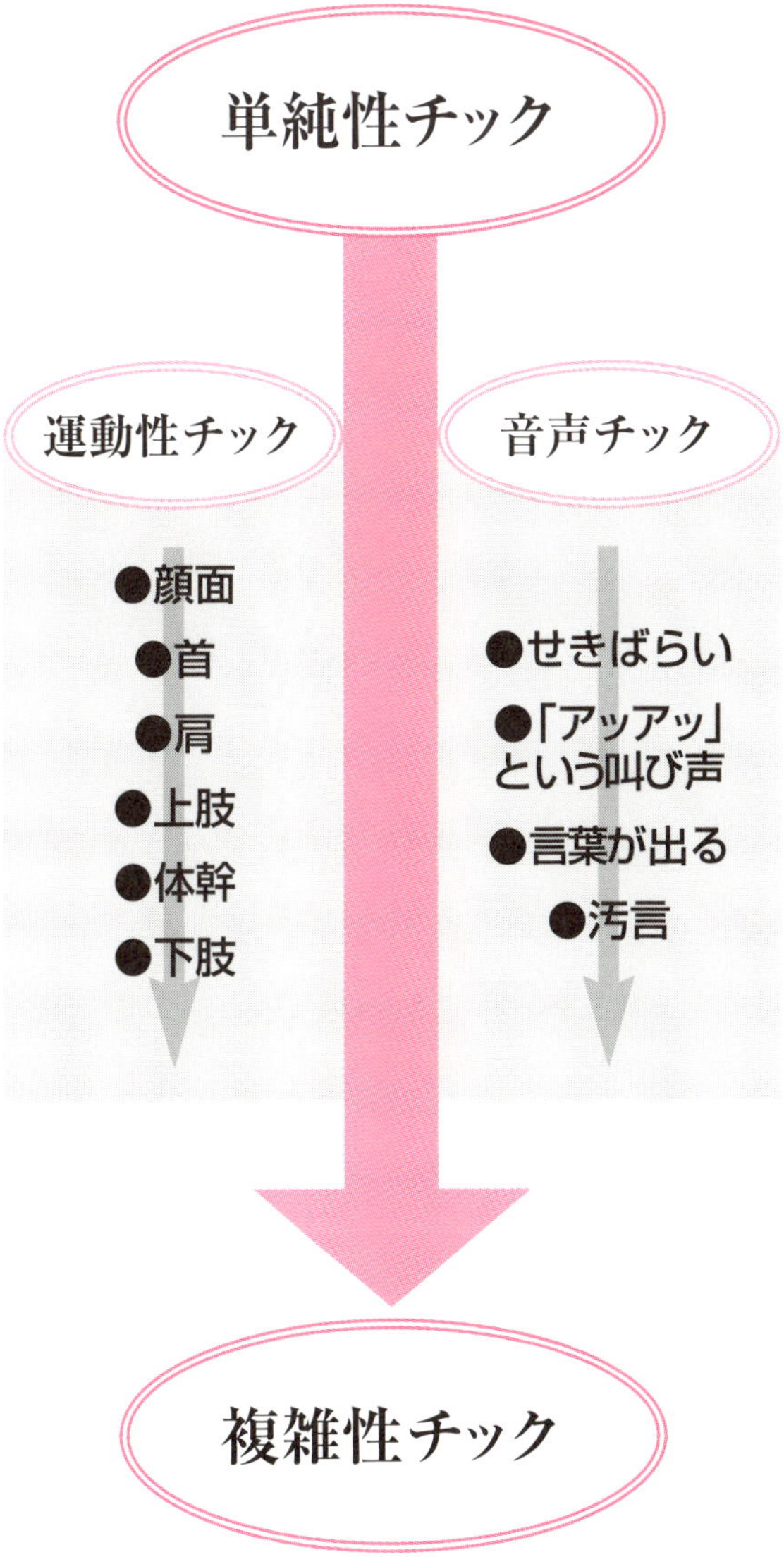
単純性チック
運動性チック
音声チック
●顔面
●首
●肩
●上肢
●体幹
●下肢
●せきばらい
●「アッアッ」という叫び声
●言葉が出る
●汚言
複雑性チック

進み方

自然に消えるか、残っても少しだけに

チックの大半は自然に消えていくもの。ただし、いつまで続くか、症状があらわれ始めた段階ではわかりません。しばらくようすをみていきましょう。

病院などを受診していない場合がほとんど。受診を迷っているうちに症状が消えてしまうことも少なくない

一過性

持続期間が１年未満で自然に消えるもの。運動性チック、音声チックのどちらか一方という場合が多いが、両方あらわれることもあります。

慢性

運動性チック、音声チックのどちらか一方が、１年以上、途切れることなく続きます。それぞれ、異なる症状が次々にあらわれたり、同時に複数の症状が出たりします。

まれにトゥレット症候群に移行することがある。症状の変化に注意する

トゥレット症候群

複数の運動性チックと音声チックの両方が同時にあらわれたり、次々にあらわれたりする状態が１年以上続くものです。

一〇〇人中九五人は自然に消える

チックの大半は一過性のもので、一〇〇人のうち九五人は、とくに治療することもなく、自然に消えていきます。不自然なまばたきをくり返していたけれど、いつのまにかしなくなったなどというのが典型的なパターンです。

とはいえ、ひとつの症状が目立たなくなったと思ったら、今度は別の症状があらわれることもあります。多くは一年以内におさまりますが、一～二種類のチックが残り、慢性化することもあります。

トゥレット症候群も症状が軽減していく

多彩な症状が一年以上続くトゥレット症候群では、思春期以降もチックが消えないことはめずらしくありません。そのような場合でもじょじょに軽くなり、生活上、問題になるほどの症状は消えることがほとんどです。多くの例で、せきばらいだけが残る程度です。

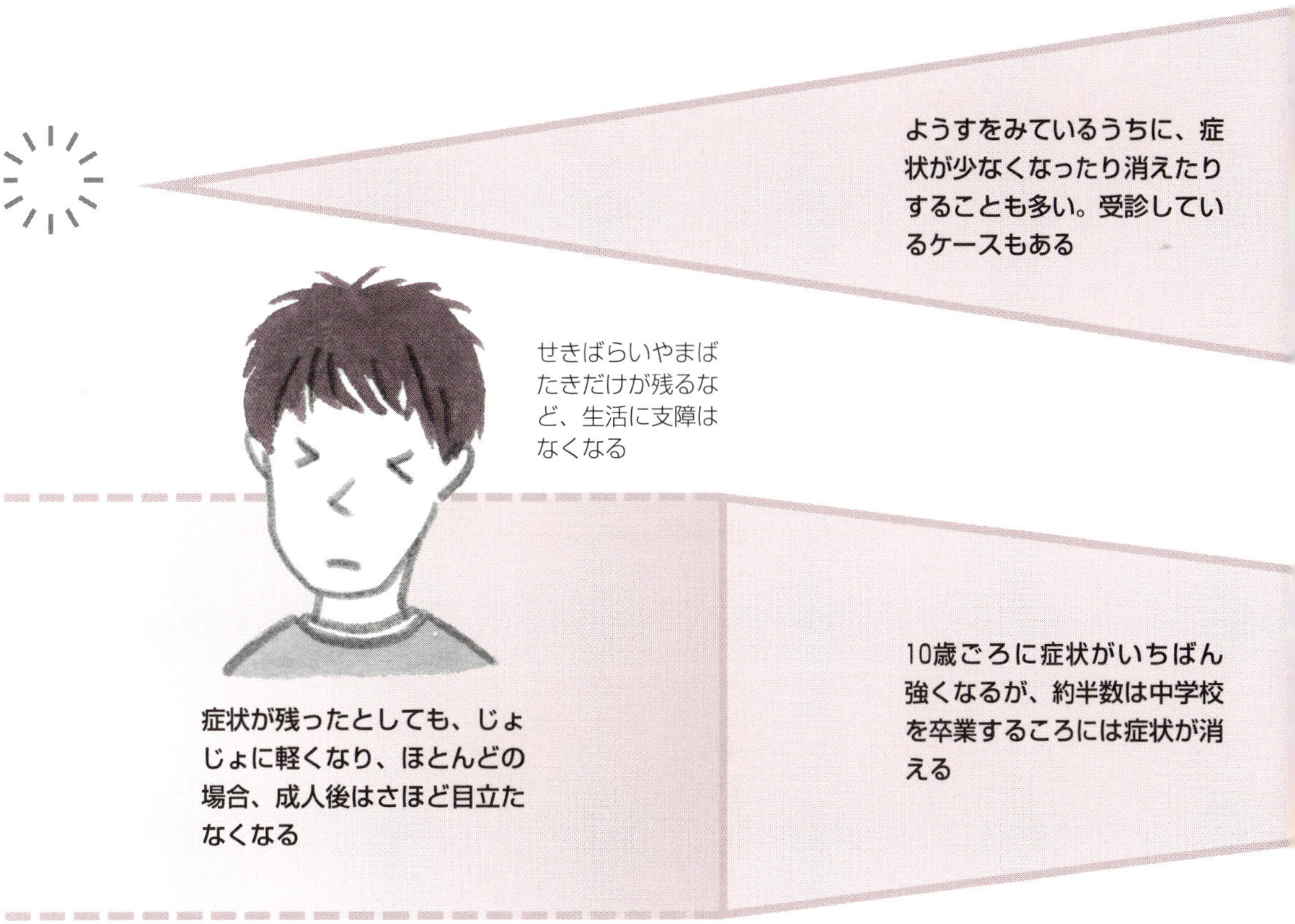
ようすをみているうちに、症状が少なくなったり消えたりすることも多い。受診しているケースもある
せきばらいやまばたきだけが残るなど、生活に支障はなくなる
10歳ごろに症状がいちばん強くなるが、約半数は中学校を卒業するころには症状が消える
症状が残ったとしても、じょじょに軽くなり、ほとんどの場合、成人後はさほど目立たなくなる

症状

多彩な症状にはチックとわからないものも

複雑性のチックは症状が多彩で、チックと気づかないこともあります。とくにトゥレット症候群で社会的に受け入れがたい発言や行動をくり返してしまう場合は、誤解をまねきがちです。

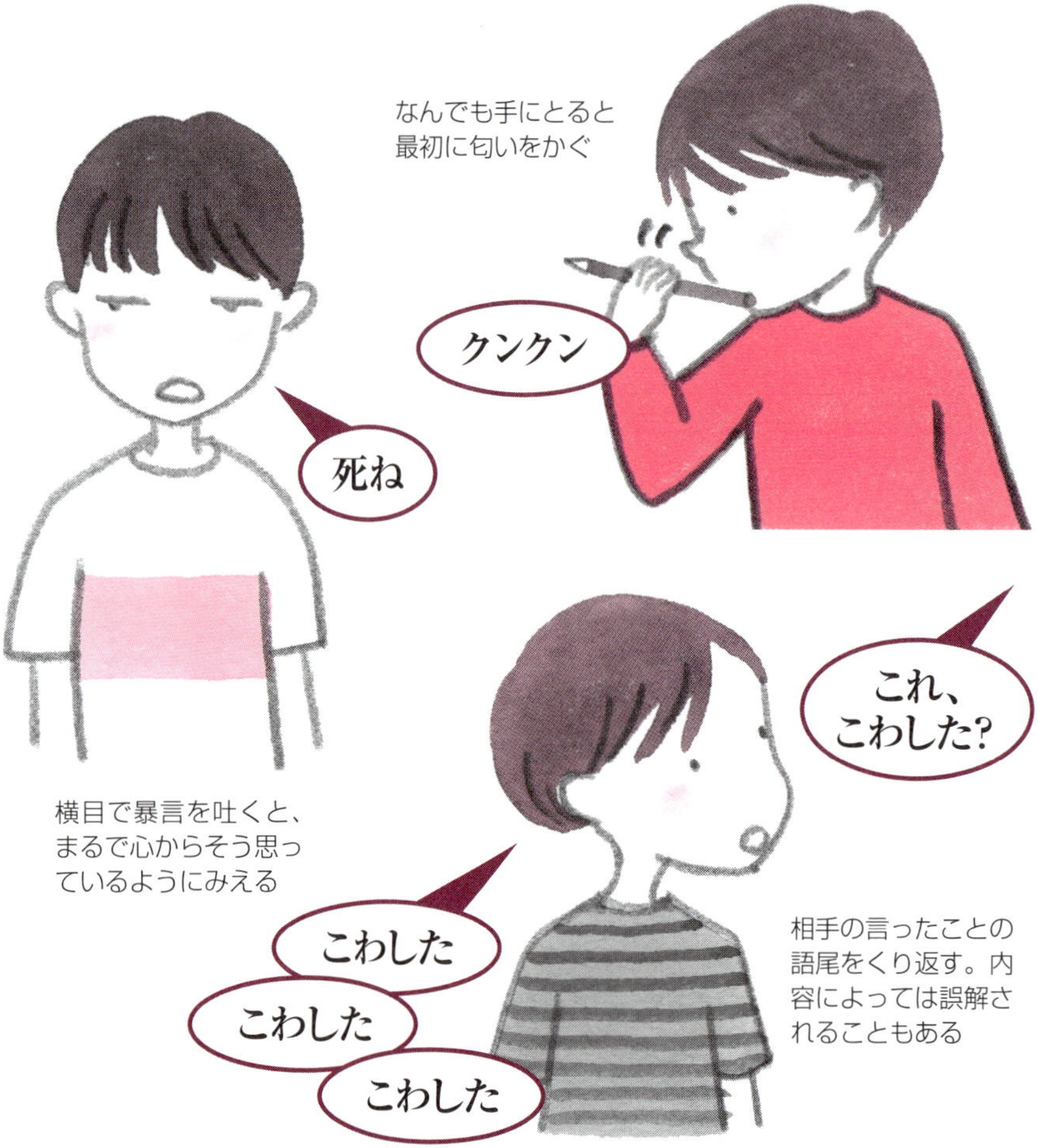
なんでも手にとると最初に匂いをかぐ
クンクン
死ね
横目で暴言を吐くと、まるで心からそう思っているようにみえる
これ、こわした?
こわした
こわした
こわした
相手の言ったことの語尾をくり返す。内容によっては誤解されることもある

複雑性はチックにみえない

いくつかの動きが同時に起こったり、意味のある言葉をくり返したりする複雑性のチックは、なにか意思をもった言動のようにみえるため、チックとは気づかれにくいことがあります。

ほかの単純性チックと同様、複雑性のチックも本人がやろうと思ってやっている言動ではありません。しかし、言動のほかにはとくに変わったことがないと、「本人が意識的にやっているのでは」「嫌がらせではないか」と、周囲はますます誤解しがちです。

チックという言葉が指し示す症状は多彩です。気になる言動がチックの一種なのか確認が必要です。

これもチックのひとつ

ここにあげたような言動は、チックとはわかりにくいものです。また、医師によっては、チックに入れないこともあります。

- こだわり
- 自傷行為
- 髪を抜く
- かさぶたはがし
- 作り笑い
- 口の中をかむ

併存症があるとわかりにくい

ADHDや強迫性障害などの併存症がある場合、より複雑な症状があらわれやすく、チックかどうかの判断がつきにくくなることがあります。

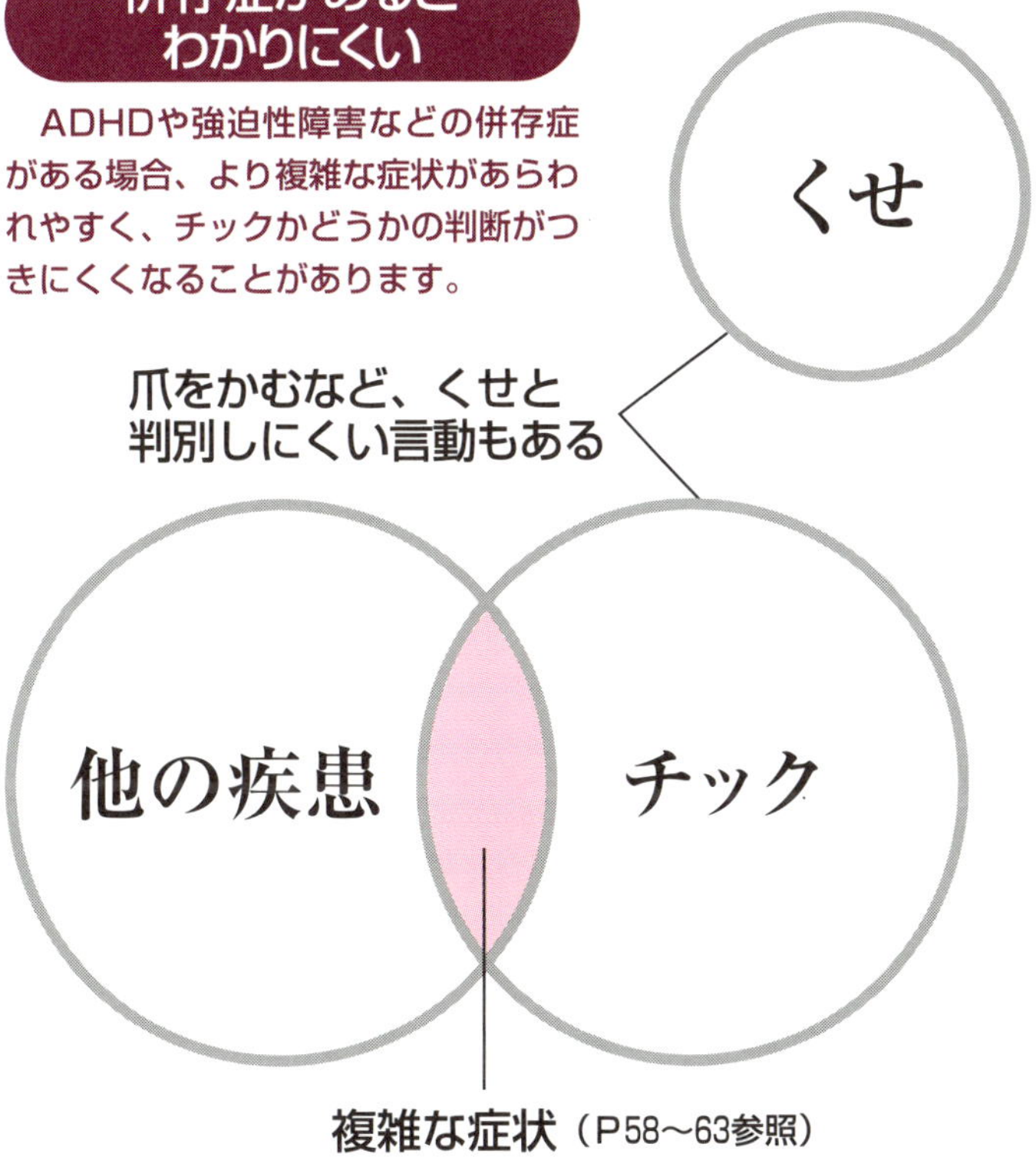
くせ
爪をかむなど、くせと判別しにくい言動もある
他の疾患
チック
複雑な症状（P58～63参照）

突然怒り出す

トゥレット症候群にともないやすい行動上の問題のひとつに、「怒り発作」があります。ささいなことに対してひどく腹を立て、コントロールできなくなってしまう状態です。暴言を吐いたり、ものに当たったりするだけでなく、ときに暴力に結びついてしまうことがあります。

子どもの場合、暴力にまで至ることは少なくても、急にイライラしたようすがみられることがあります。

これもトゥレット症候群の特徴のひとつと、とらえておくとよいでしょう。

症状

夜間、眠っているときは症状が出ないか減る

昼間、チックが目立つ子も、眠っている間はほとんど症状があらわれないことが多いものです。ただし、症状が重い子に関していえば、例外もあります。

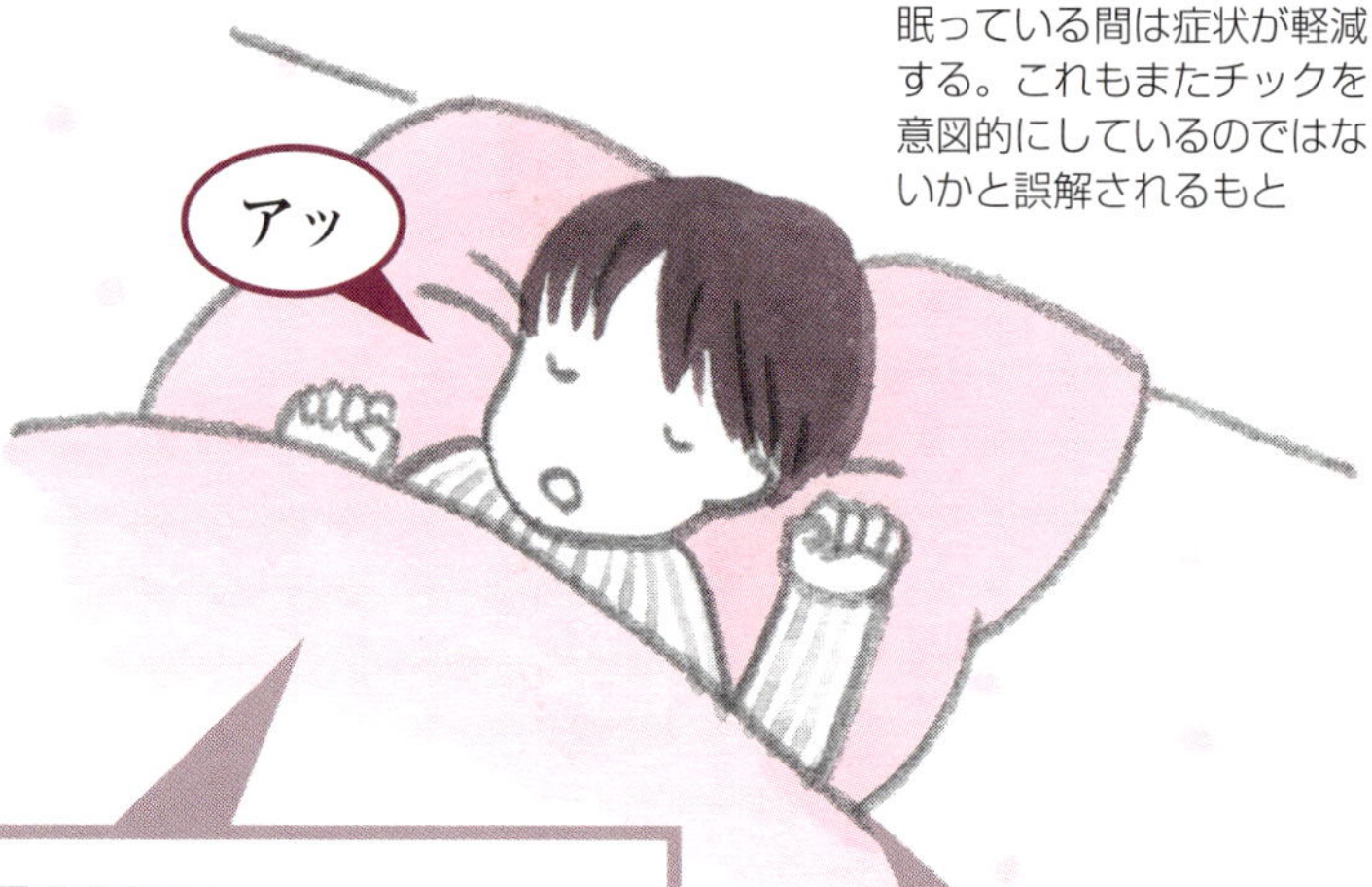

眠っている間は症状が軽減する。これもまたチックを意図的にしているのではないかと誤解されるもと

睡眠不足になるほどではない

ひどい時期には、昼間だけでなく睡眠中にも症状が出ることがある。しかし、睡眠を妨げられ、睡眠不足になるほどの症状が出ることはまれ。起きている間のチックが軽くなってくれば、睡眠中のチックは消えていく

本人はつらくない

眠っている間に体が動いたり、叫び声を上げたりしていても、そのために目がさめてしまうことはほとんどないので、本人はつらくない

ほとんどの子は睡眠に影響しない

チックのあらわれ方は、月、年単位で変動するだけでなく、一日のなかでも変わります。

日中、起きている間に症状が強くなり、夜間、寝ているときには減少するか、まったく出なくなるのが一般的です。本人が意識的にコントロールしているわけではなく、自然な変動です。

まれに寝ついたあと、急に泣き叫ぶなど、夜《や》驚症《きょうしょう》のようになる子もいますが、ほとんどの場合、目がさめてしまうほどの症状ではありません。多少、声を出したり、体が動いたりしても、本人はきちんと睡眠がとれているので、心配しなくてもだいじょうぶです。

トゥレット症候群では睡眠障害の例も

眠りにつけば症状は減少するものの、トゥレット症候群の場合、症状が強いために、なかなか寝付けないということがあります。また、睡眠中も体が動いてしまうなどして、ぐっすり眠れないこともあります。

そのようなときは、睡眠障害への対応として、薬物療法を考えていきます。

体が動いて寝付けない

夜驚症

寝言を言い続ける

ひどい歯ぎしり

夢遊症

夜驚症Q＆A

Q 夜驚症とは？

A 眠っているとき、突然飛び起きて泣き叫び、走り回ったりするが、しばらくするとまた寝てしまう。朝、聞いてみると本人はまったく覚えていない——このような状態を夜驚症といいます。

これは睡眠と覚醒を調整する脳の働きがうまくいかないために起こる現象。夢などをきっかけに半分だけ目覚めた状態になり、体が動いてしまうのです。

Q 歩き回るだけでも、夜驚症？

A 寝ぼけたまま、泣かずにただ歩き回っているなら夢遊症といいます。やはり脳の一部だけが覚醒している状態です。

Q きっかけや性格の特徴は？

A きっかけが思い当たるのは三人に一人くらい。こわい体験だけでなく、楽しい体験による感情の高まりも、きっかけになります。

症状の出やすさは、もって生まれた脳の体質によるもので、起こりやすい性格というものは、とくにありません。

Q 病院に行ったほうがいい？

A 家族が寝不足になるほど、一晩に何度も夜驚があるようなら治療を考えたほうがよいでしょう。そうでなければようすをみます。

夜驚症がみられる年齢は三〜六歳くらい。八歳を過ぎるころには脳のしくみが整い、出にくくなっていきます。

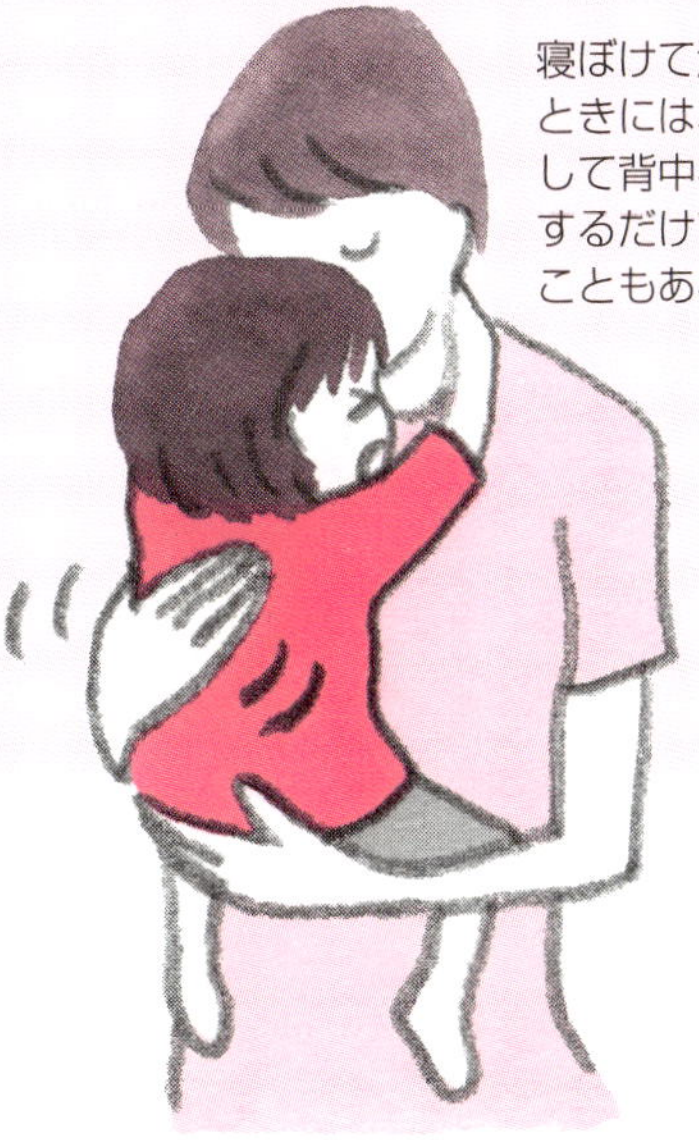

寝ぼけて泣いているときには、だっこをして背中をトントンするだけで落ち着くこともある

特徴

リラックスしているときにあらわれやすい

チックは家でくつろいでいるときなどに出やすいもの。「外でもこの状態?」と親を心配させますが、学校では、意外に目立たないことが多いものです。

症状が強くなるとき

不安や緊張が大きいとき

特別なことが控えているなど、不安や緊張がいつもより高まっていると増えやすいが、目的のことがすめば1～2日で以前の状態に戻る

- 運動会や遠足など学校行事の前
- 静かにしていないといけないとき
- 入学、転校、クラス替えなど環境が変わるとき

リラックスしているとき

自宅に帰って外での緊張がほぐれて、リラックスしているときや、楽しくて気持ちがたかぶっているときなどは、チックがあらわれやすい

- テレビをみているとき
- うれしいことがあったとき
- ゲームをしているとき

誤解のもとにも

家にいるときほど症状が目立つことから、家庭に問題があると思われたり、親自身が子どもへの接し方に悩んでしまったりすることがある

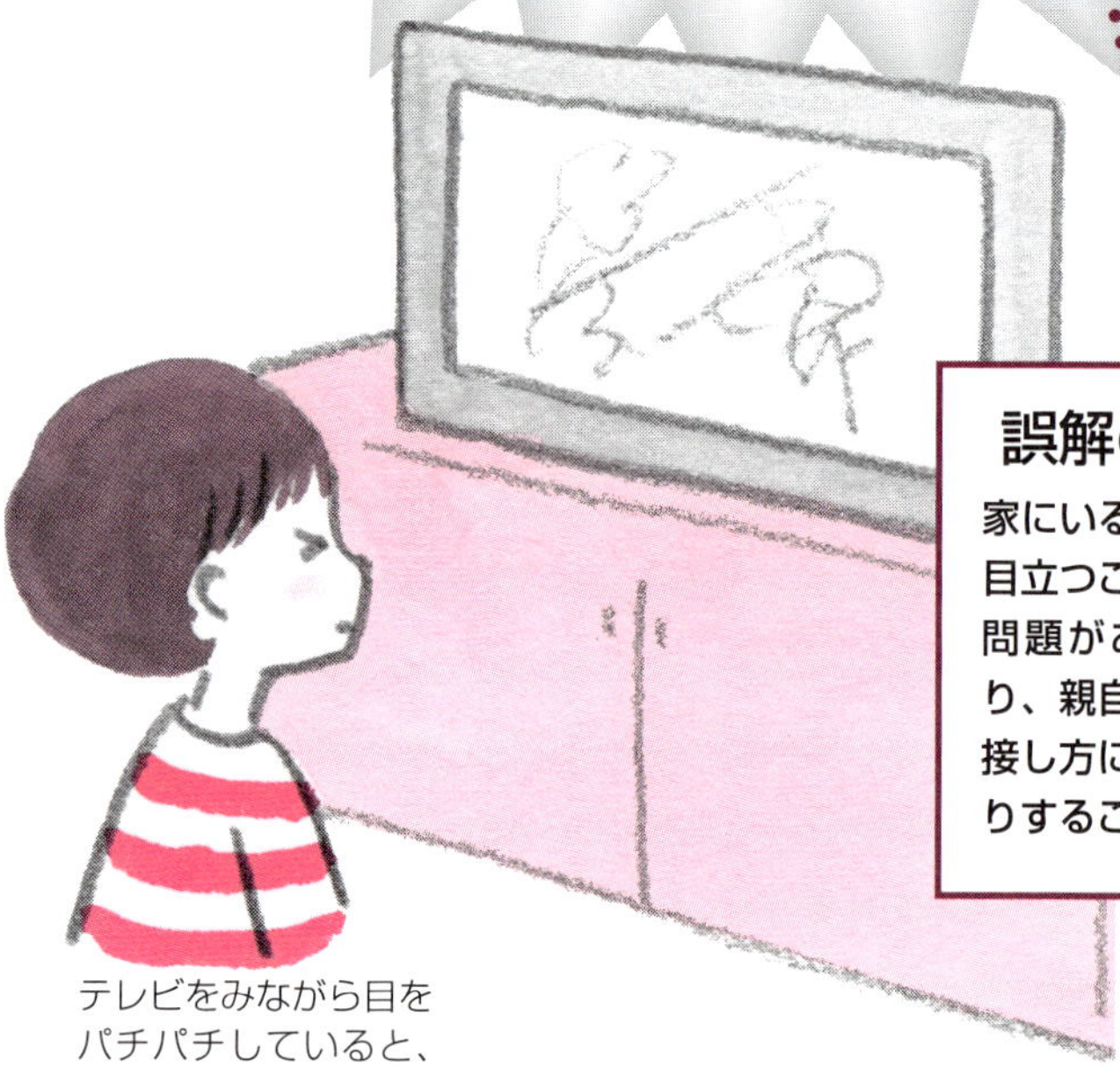

テレビをみながら目をパチパチしていると、親が気づきやすい

症状が軽減、消失するとき

集中しているとき

夢中になってなにかをしているときや、学校で勉強に集中しているときなどはチックが減る傾向がみられる

睡眠中

眠りについてしまえば、症状は出にくいのが一般的

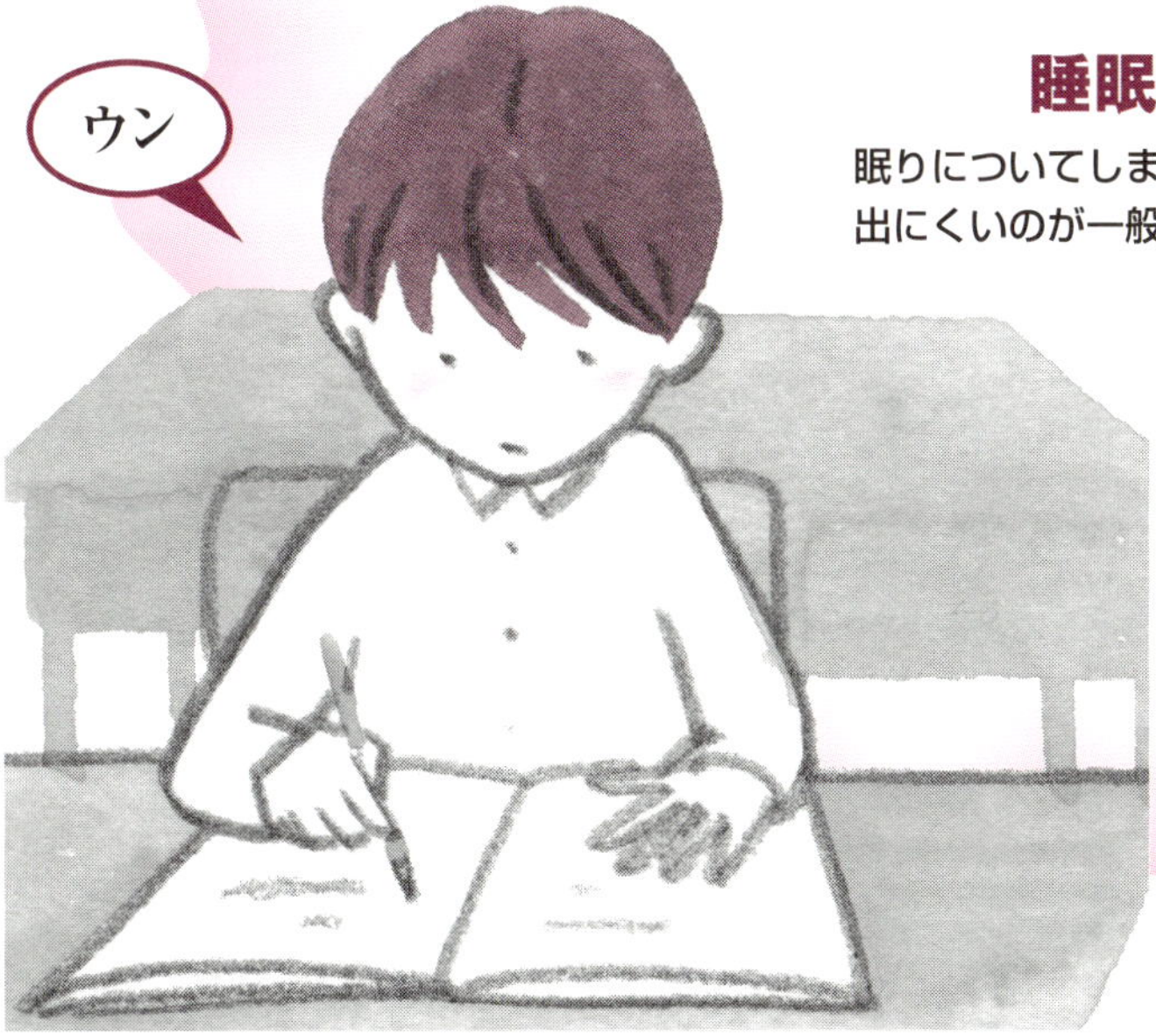

授業中など集中しているときに、多少の声が出ても、気づかれない程度だったりする

家庭にいるときに強く出る傾向

チックは、本人の精神的な状態で症状が出やすくなったり、抑えられたりします。一般的には、緊張がとけた場面で強く出やすくなります。家にいるときにチックが目立つのは、リラックスしていることの表れともいえます。

逆に、不安や緊張が大きいとき、症状が強く出ることもあります。

強いときには家庭と学校と同じくらい

ストレスはかならずしも症状を増やすわけではありません。ふだんの学校生活など、適度な緊張感のある場面では、むしろチックは減少する傾向です。

とはいえ、症状が激しい時期には、学校でも家にいるときと同じくらい、チックが強くなることもあります。本人が傷ついてしまうことのないよう、友だちにからかわれてしまうことのないよう、教師との連携を深めておくとよいでしょう。

特徴

わざとではなく、意識と無意識の中間にある

チックについて、まったく自覚していない子もいれば、自覚がある子もいます。いずれにしろ自発的な言動ではなく、やめようと思ってやめられるものではありません。

「くせ」とは言い切れない

チックを「くせ」のようなものととらえれば、心配も減るでしょう。半面、チックに対する誤解を生むおそれがあります。

プラス面

だれにでも多かれ少なかれある「くせ」の一種ととらえることで、本人も納得しやすくなり、親も過度な心配をせずにすむ

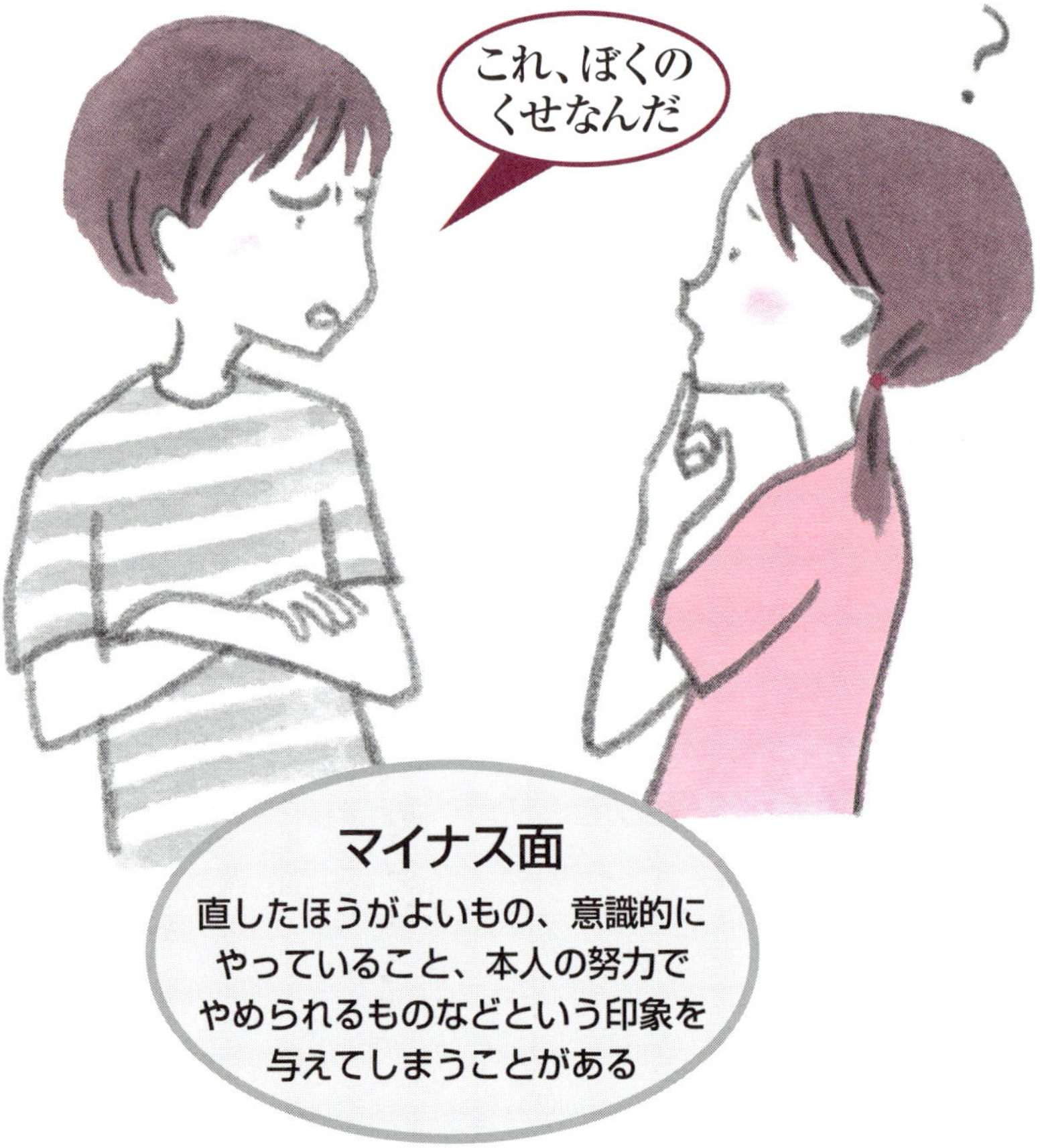

話しているとき、突然しかめ面をするチック。友人は不審に思うが、「くせ」というと納得することもある

マイナス面

直したほうがよいもの、意識的にやっていること、本人の努力でやめられるものなどという印象を与えてしまうことがある

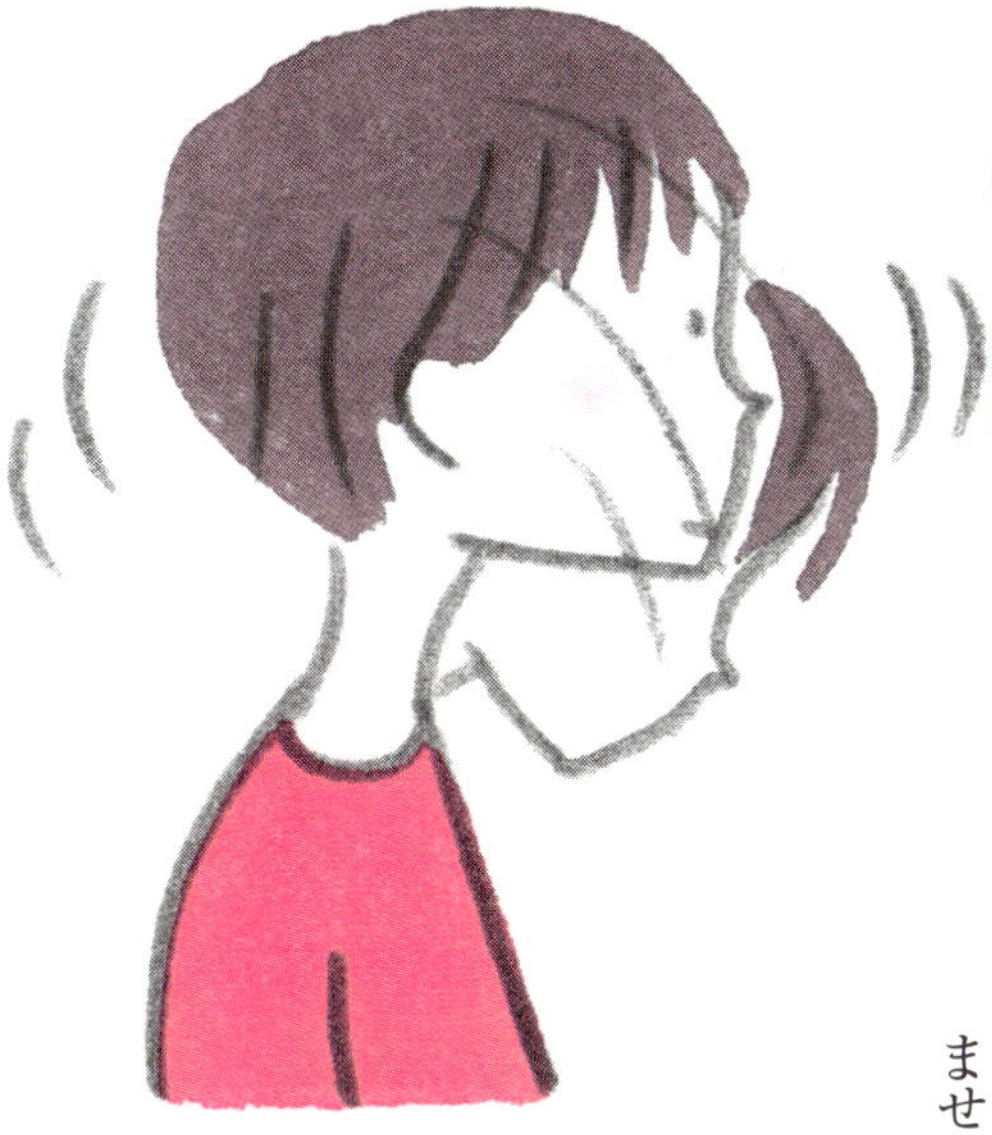

ほとんどのチックは無意識

チックが出ているとき、ほとんどの子どもは自分の言動を意識していません。わざとやっているのではなく、自然に出てしまうのです。

うなずいているわけではないのに、首をカクンとするチック。頸椎《けいつい》を傷めてもなお、やめることができない

無意識なので止めても無駄

チックは本人より親のほうが気になるもの。目の前でくり返される不自然な言動を、制止したくなることもあるでしょう。

しかし、チックは本人が意識的におこなっているわけではなく、自然に出てきてしまうのです。自覚がないことも多く、「やめなさい」といってやめられるものではありません。

少しの間ならがまんできるケースも

一方で、トゥレット症候群など、慢性のチックがある子は、「チックをせずにはいられない」という感覚をもっていることがあります。

チックをすればスッキリするものの、本人が「やめよう」と思えば抑えることができます。けれど、その状態をずっと続けることはできません。がまんしていたあとは、チックが強くなりがちです。

「スッキリするから」という場合も

チックの前に「チックをせずにはいられない」という感覚が生じることも。これを前駆衝動といいます。その感覚どおりに遂行すればスッキリするために、チックをくり返します。

首がムズムズしてきて、たたかずにはいられない。たたくとスッキリするが、しばらくするとまた同じ感覚におそわれる

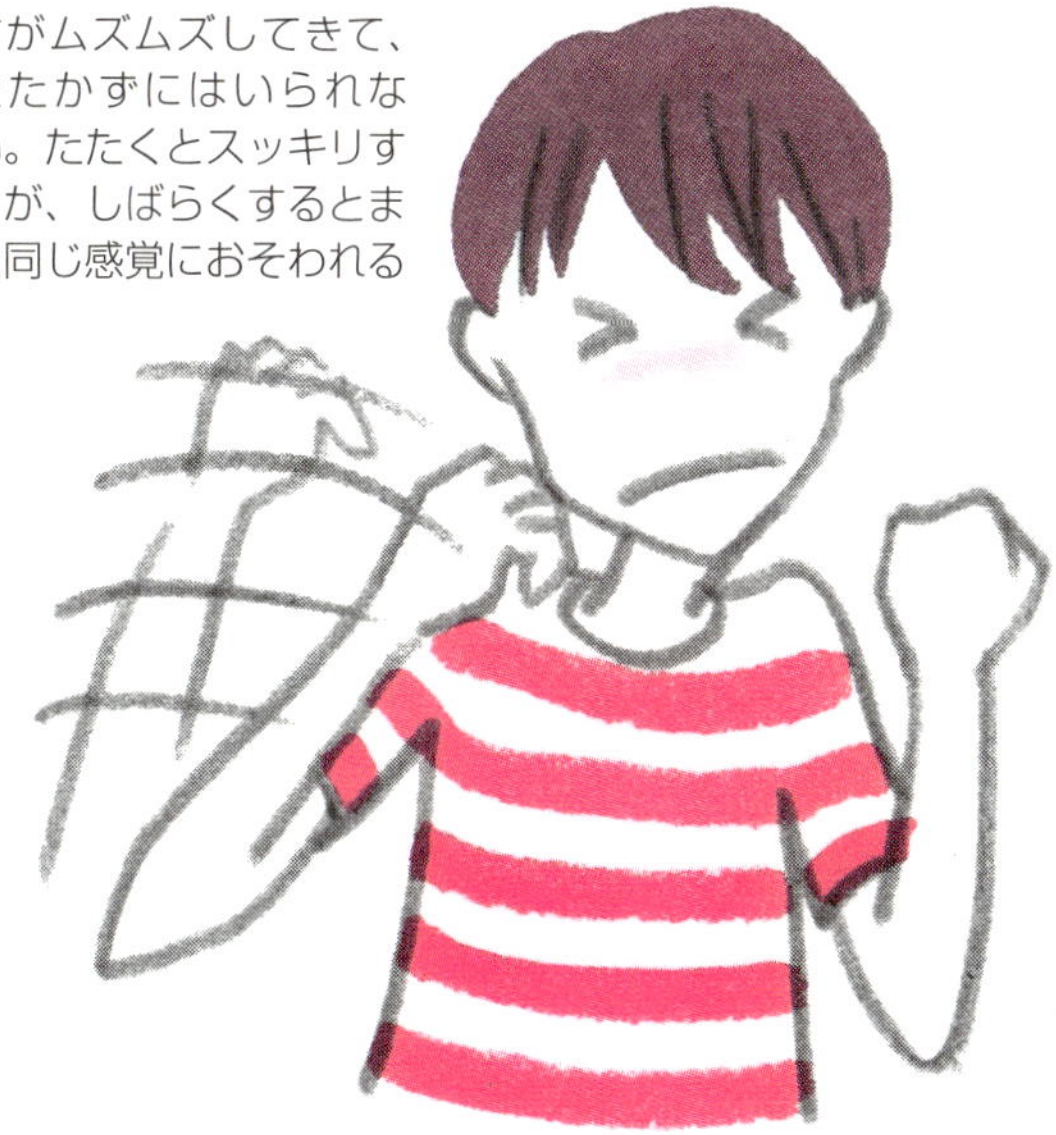

傾向

ものや行動にこだわることが多い

特定のものや行動にこだわるのは、子どもならだれにでもみられることですが、チックの子は、強いこだわりが症状のくり返しにつながっている場合があります。

おまじない、ルール

子どもは成長の過程で「同じ色の敷石しか踏まないで歩く」「寝る前の手順はどんなときも絶対に守る」などといったように、おまじないやルールにこだわる時期がある。子どもならだれにでもある遊び心ともいえる

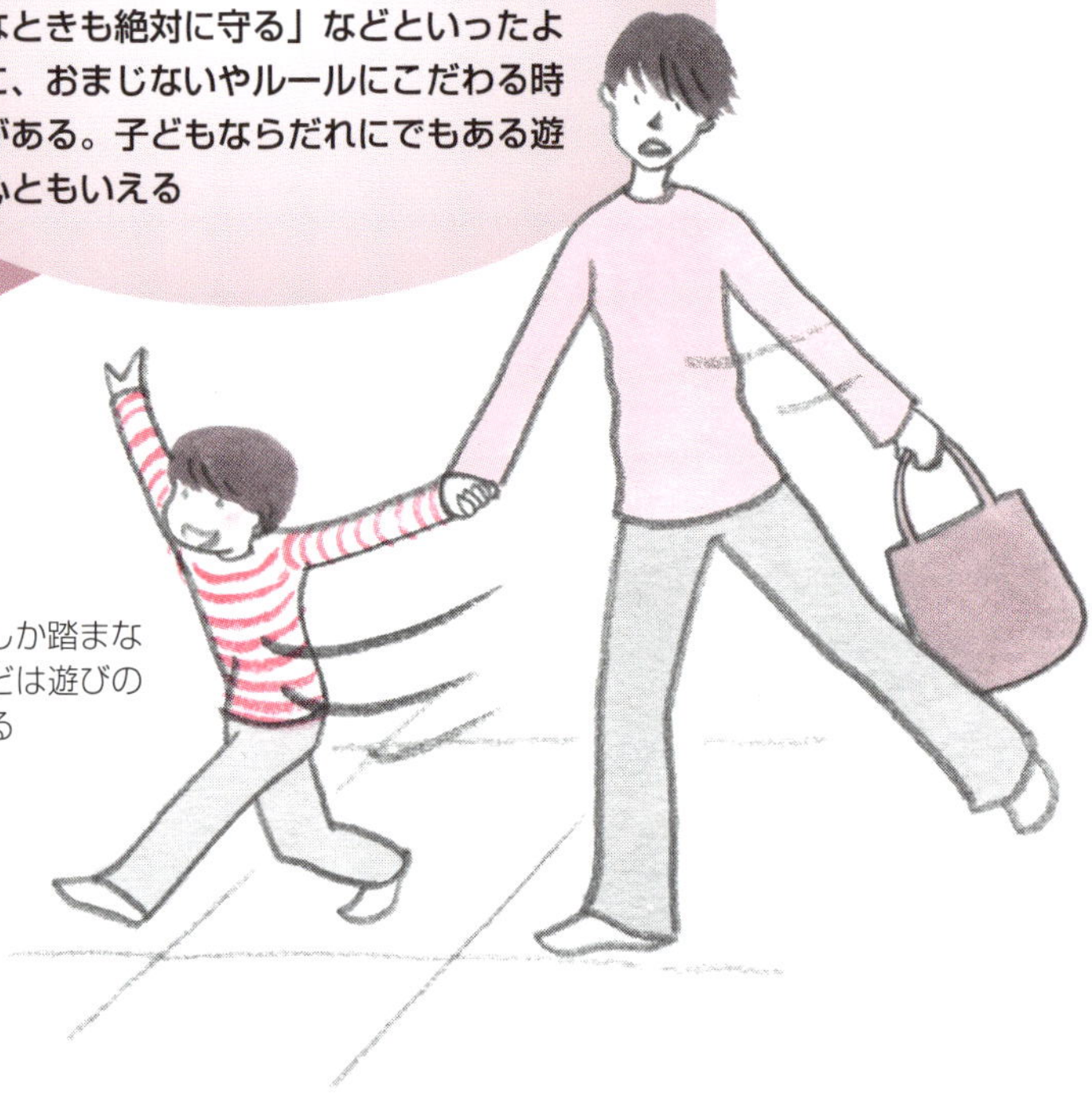

色つきの敷石しか踏まないで歩く、などは遊びの一種ともいえる

食べ物へのこだわり

チックやトゥレット症候群では、食べ物へのこだわりがある子もいます。白いものしか食べない、みたらしだんごしか食べないなど極端で、単に好き嫌いのレベルではありません。

背景に感覚過敏の問題が考えられます。舌触り、味、香り、色など、その子なりに受け付けられない理由があるのです。あるいは、口の中をかむチックのために傷があって、固形物を食べられない子もいます。

無理に食べさせようとせず、健康が保たれているならいい、ぐらいの気持ちでかまえましょう。ある日、急に食べるようになることもあります。楽しく食事をして、少しずつ食べられるものを増やしていく工夫をしていきます。

チックのある子にこだわりがあることが多い

子どもが「こうしなければダメ」と、特定のものや行動にこだわるのはよくあることですが、チックのある子は、とりわけその傾向が強くみられます。

なかには、年長になるにしたがい、強迫性障害を併発することもあります。また、発達障害を伴っているために、こだわりが強くあらわれていることもあります。

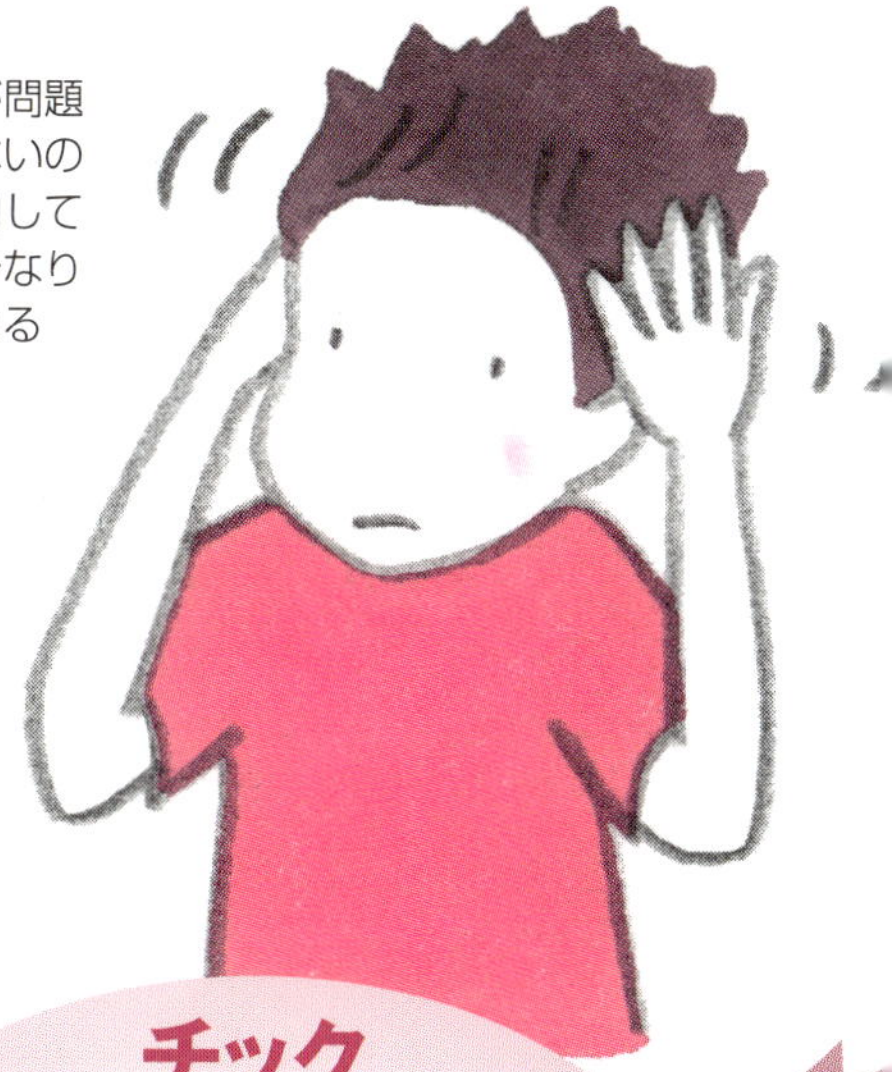

周囲にはどこが問題なのかわからないのに、学校に遅刻してもかまわず自分なりの髪形にこだわる

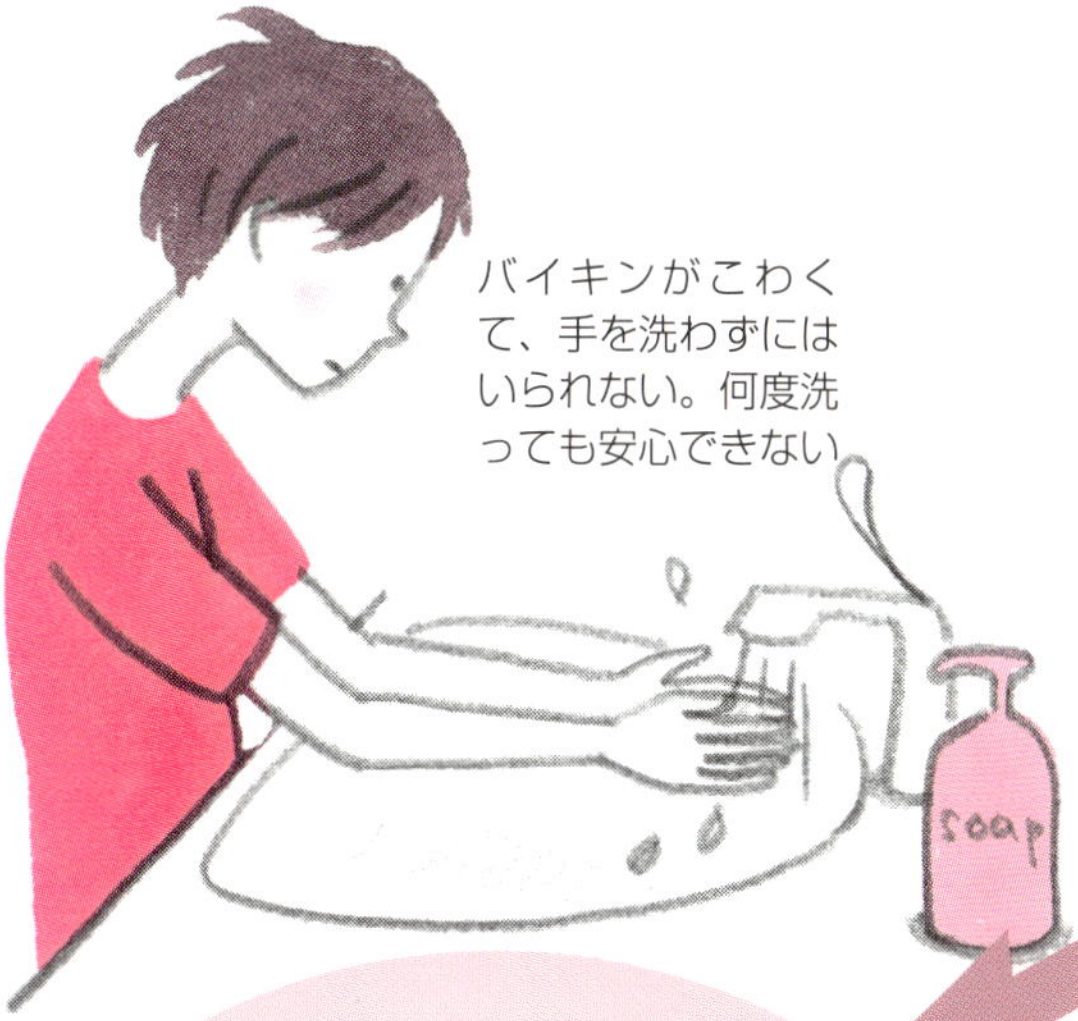

バイキンがこわくて、手を洗わずにはいられない。何度洗っても安心できない

チック

チックのある子は、何度も同じ行為をくり返さずにはいられない場合がある。これもひとつのこだわりといえる。こだわりが目立ったり、かんしゃくを起こしやすい傾向がある子は、ADHD（注意欠陥多動性障害）など発達障害を伴っていることもある

強迫性障害

特定のことにこだわり、いつもその考えが頭から離れずに不安が高まってしまう。その不安を払拭するための行動をくり返さずにはいられない状態。つらいし、バカバカしいからやめようと思ってもやめられない

日常生活に支障が出る

こだわりが強すぎるために、行動が制限されるなど、日常生活に支障が出ることもある。強迫性障害にみられるこだわりとくらべ、チックでみられるこだわりは、やや不可解なことが多く、そのことに子ども自身、悩んでいたりする

COLUMN

「赤ちゃん返り」は症状が強くなるときに出やすい

「退行現象」という症状のひとつ

チックが始まったころや、症状がひどくなっていく時期、子どもが急にベタベタと親に甘えるようになることがあります。

このような「赤ちゃん返り」は、退行現象といわれます。脳内でなんらかの変化が生じているためにあらわれる症状ではないかと推測されていますが、たしかなことはわかっていません。

甘えるだけでなく、イライラとかんしゃくを起こしやすくなることもあります。これも退行現象の一種といえます。

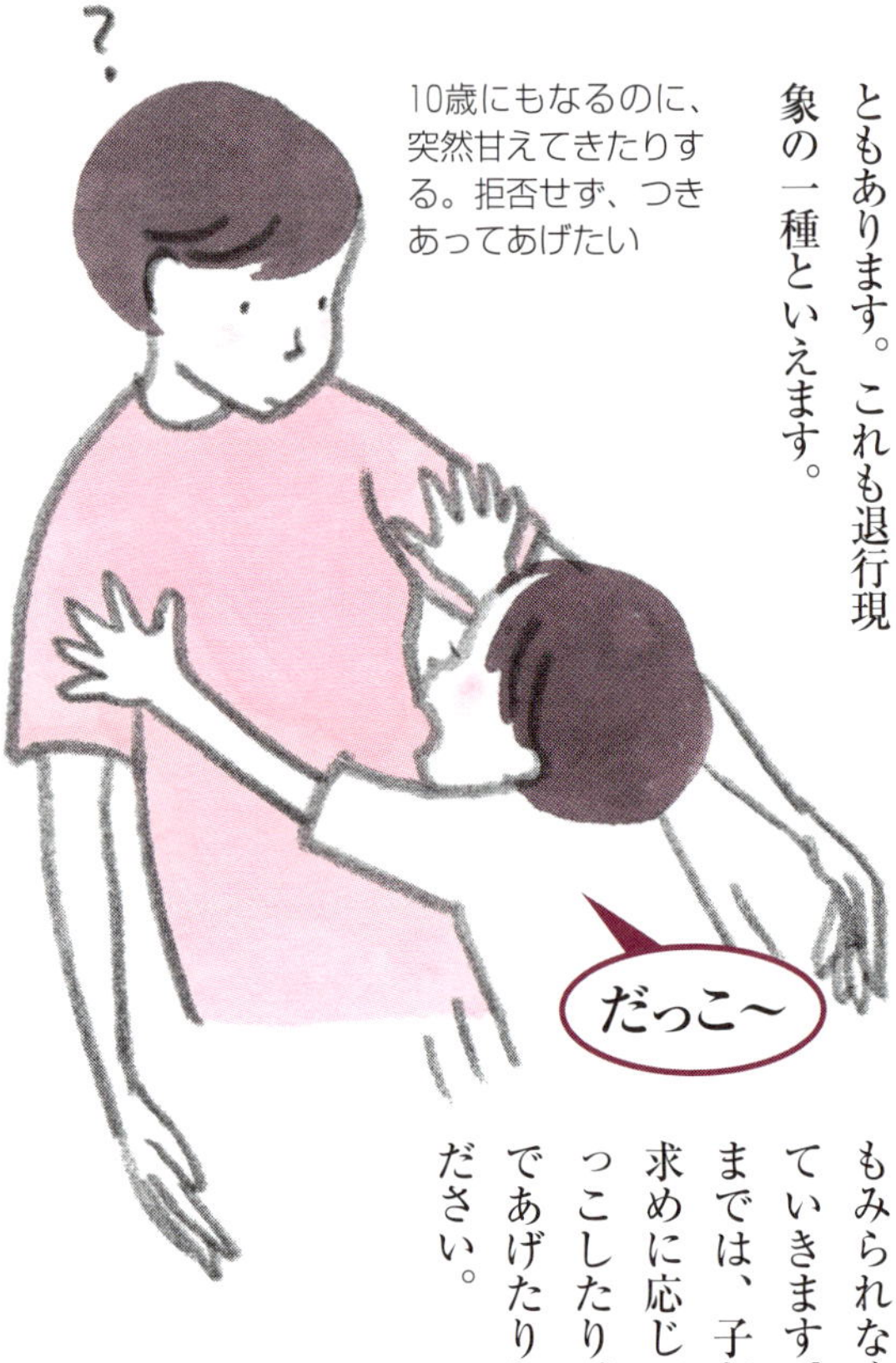

10歳にもなるのに、突然甘えてきたりする。拒否せず、つきあってあげたい

しばらくようすをみる

親は、子どもの年齢が急に半分くらいになってしまったように感じられ、戸惑いを覚えることでしょう。

こういうときは、「もう大きいのだから」と叱ってもどうにもなりません。時間の許すかぎり赤ちゃん返りにつきあいながら、ようすをみていくのが、子どもにも親にも無理のない、最善の方法です。

チックが軽くなっていくにしたがって、退行現象もみられなくなっていきます。それまでは、子どもの求めに応じて、だっこしたり、遊んであげたりしてください。

3

原因は育て方ではなく脳の発達のアンバランス

チックに効く薬がみつかり、
その薬の作用からチックの原因が解明されつつあります。
どうやら、脳の成長にともない、
情報の伝わり方のひずみが、症状としてあらわれてしまうようです。

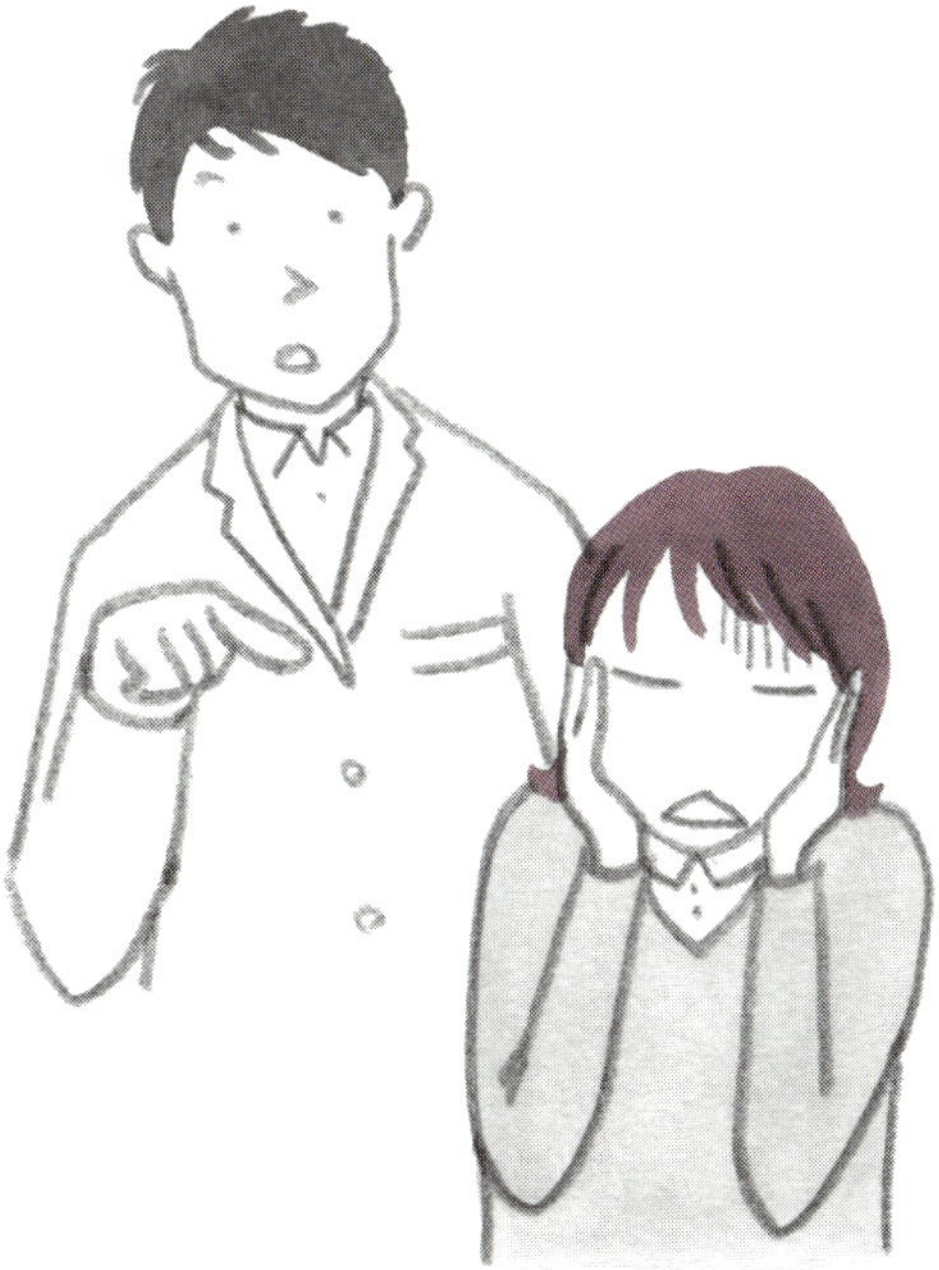

原因

親の育て方やしつけのせいではない

子どもにチックがあると親は困惑し、「育て方に問題があったのでは」などと考えてしまいがち。しかし、チックが出るかどうかは脳の体質の問題。育て方とは関係ありません。

「あなたのせいです」とはっきり言う医師もいた

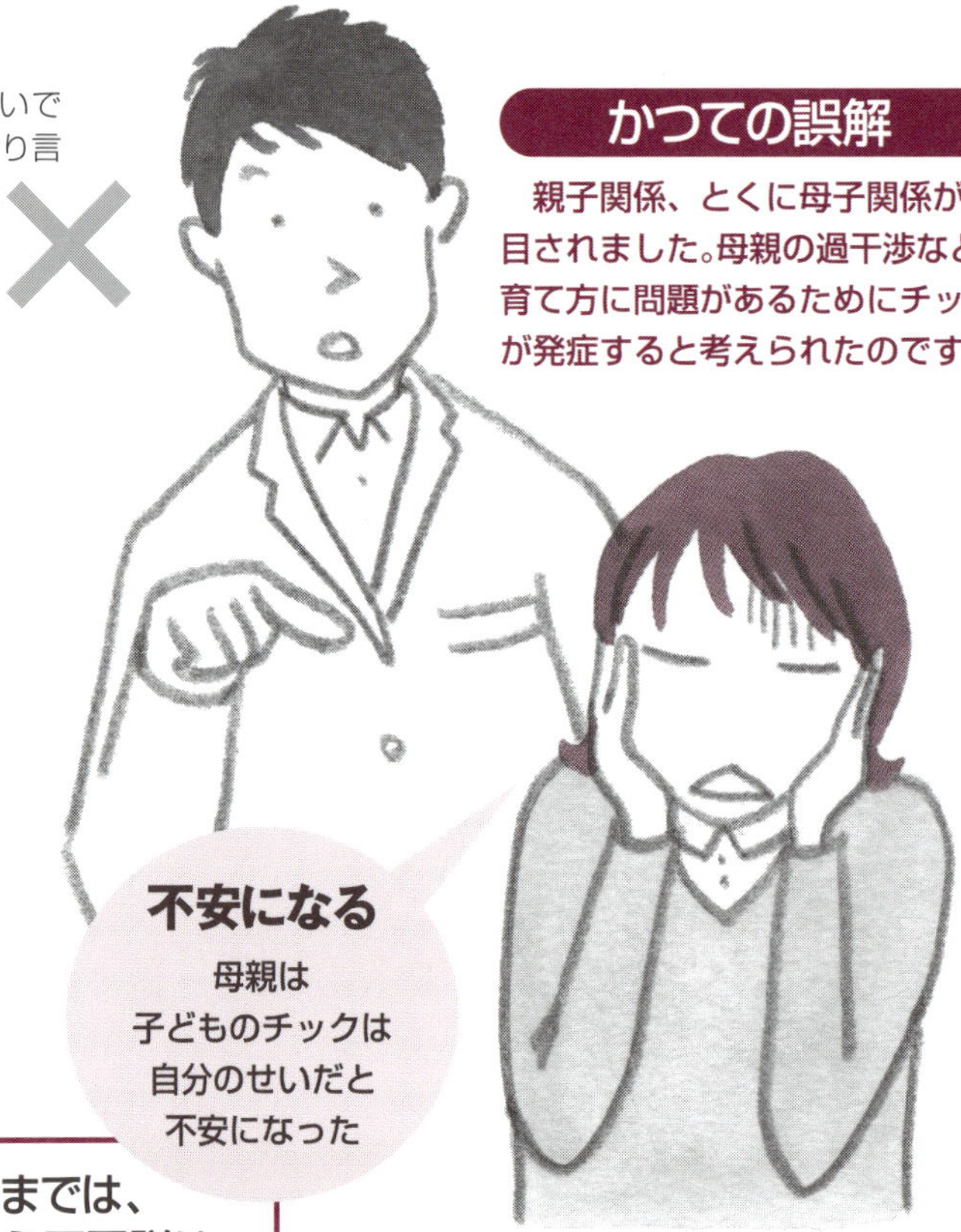

かつての誤解

親子関係、とくに母子関係が注目されました。母親の過干渉など、育て方に問題があるためにチックが発症すると考えられたのです。

不安になる

母親は子どものチックは自分のせいだと不安になった

いまでは、こういう原因説は否定されている

なりやすい体質があるらしい

チックが出るかどうかは、育て方ではなく、生まれつきチックを起こしやすい脳の体質があるというのが、最近の考え方です。

脳の体質は親子で似た傾向を示します。トゥレット症候群など、強く長引くチックは、遺伝的な要因が強いといわれます。ただし、親がそうなら、子どもも必ずそうなるというわけではありません。遺伝以外の要因も関係しています。

一過性のチックが起こるしくみも、トゥレット症候群と大きな違いはないと考えられています。チックを起こしやすい体質じたいは、とくにめずらしいものではないといえるようです。

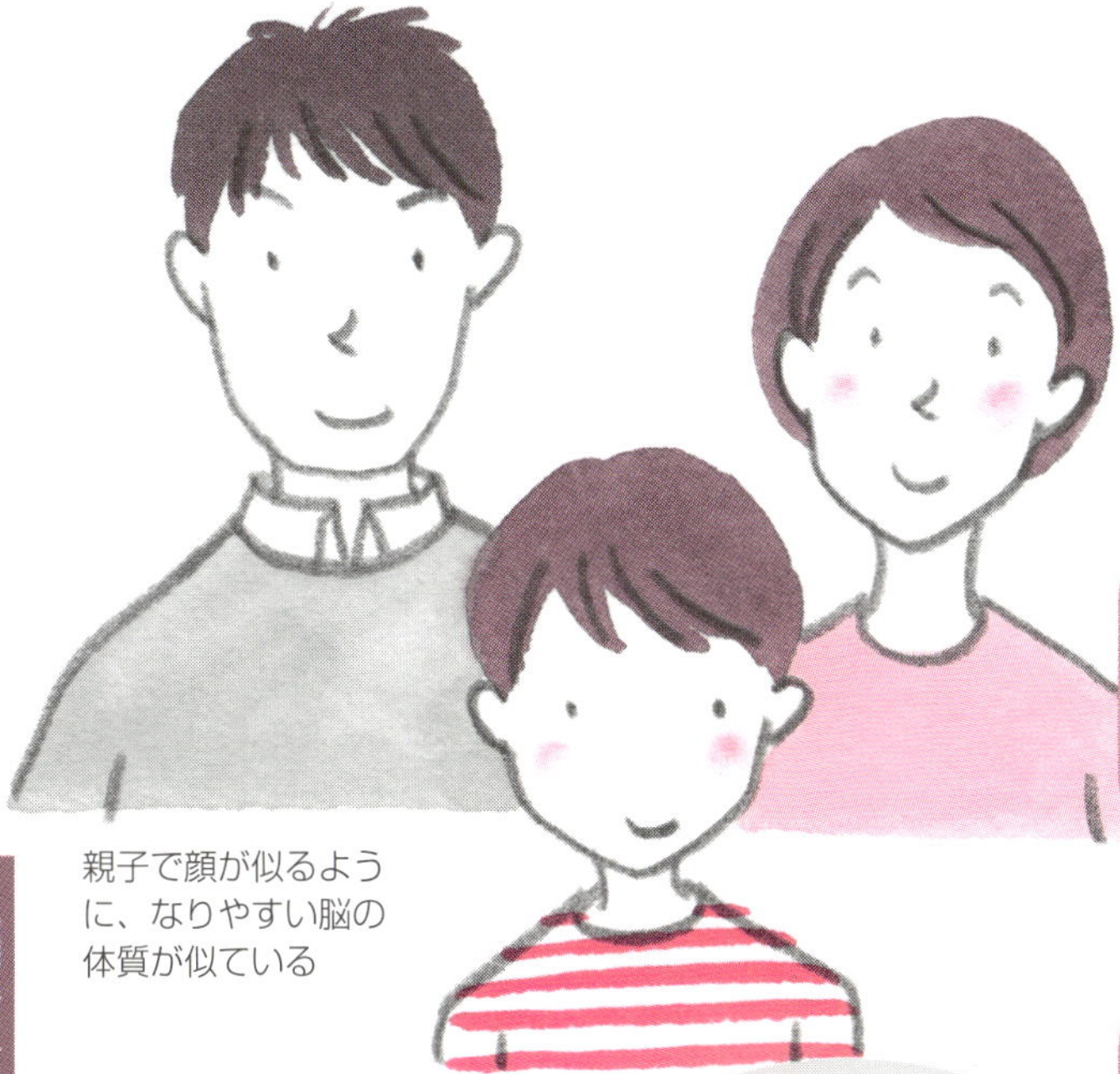

親子で顔が似るように、なりやすい脳の体質が似ている

遺伝＋環境も考えられる

チックを起こしやすい体質には、遺伝がかかわっていると考えられます。ただし、実際にチックが出現するかどうかは、環境的な要因にも左右されるようです。

環境

なんらかの影響が考えられるもの
- ●妊娠中に使用した薬
- ●出産時の状態（へその緒が首に巻きついた状態、黄疸《おうだん》、未熟児、帝王切開、長時間分娩など）
- ●コーヒーやアルコールの過剰摂取

＋

なりやすい体質

男の子の場合

トゥレット症候群や、慢性的なチックなど、比較的症状が強く、長引くチックがあらわれやすい

女の子の場合

チックがあらわれることは少ないが、神経質で完璧主義になりやすい。不安が強く、強迫的なところが出やすい

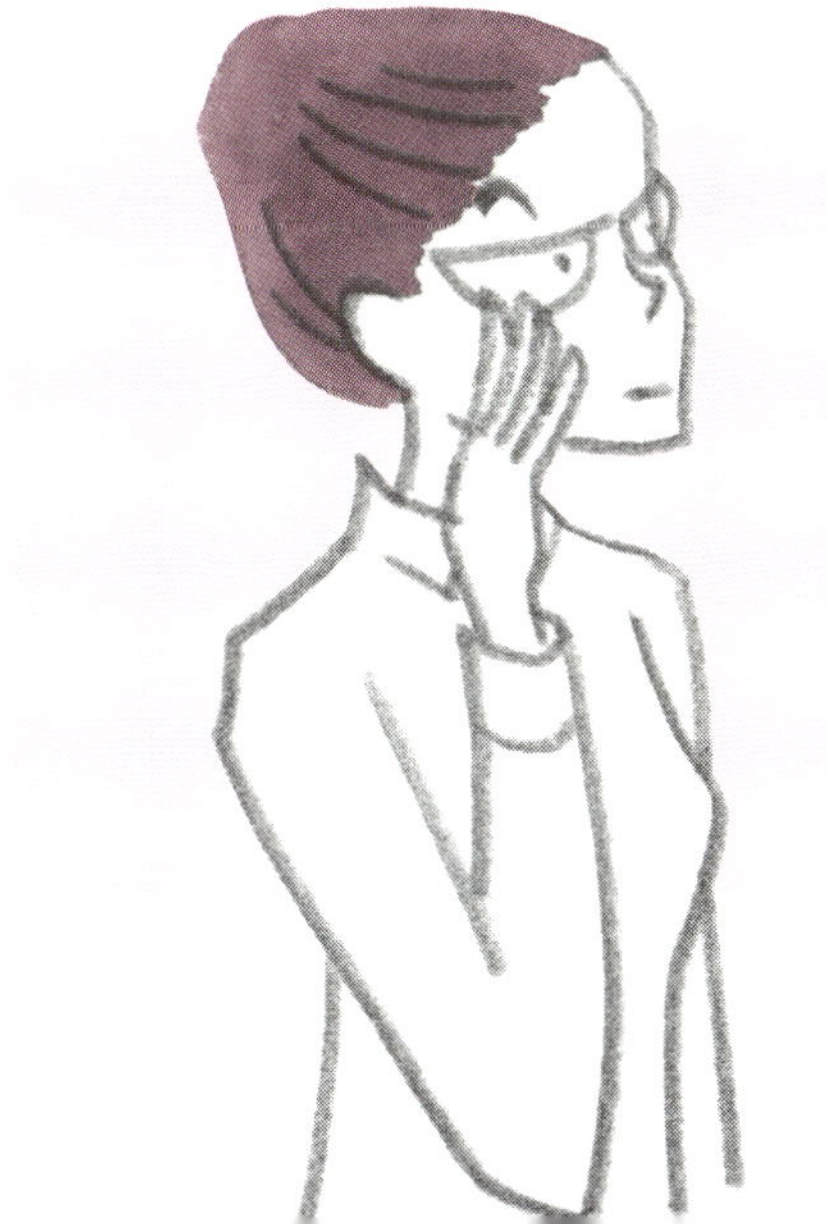

Q 母親が完璧主義だと子どもがチックになる?

チックになりやすい体質を受け継いでいる母親は、子育てに対しても完璧主義になりがちです。強迫的なところもあり、子どもの言動に神経をとがらせているようにみえるかもしれません。

一方、同じ体質を受け継いでいる男の子は、母親の育て方にかかわらず、チックがあらわれやすくなります。

外からは、完璧主義で神経質そうな母親だから、子どもにチックがあらわれたかのようにみえます。しかし、実際には、症状の発現に関係しているのは育て方ではなく、脳の体質なのです。

原因

脳内の神経伝達物質のトラブルか

チックが生じやすい脳といっても、ひと目でわかるような変化が脳に生じているわけではありません。脳の働きの問題で、チックがあらわれると考えられています。

神経伝達物質に原因？

脳の働きを調整する神経伝達物質とチックの関係が注目されています。

効く薬があった

神経伝達物質のひとつ、ドパミンの活動性を下げる働きのある薬を服薬すると、チックが改善することがわかった

↓

ドパミン代謝《たいしゃ》？

改善後はドパミンの代謝産物が増加。ドパミンの過活動、ドパミンのつくりすぎが症状に関連していると考えられる

↓

研究が進む

チックの増加や減少にかかわる神経伝達物質はドパミン以外にもあると推察されているが、一定の研究結果はまだ得られていない

ドパミンとは

神経伝達物質の一種で、線条体を含む大脳基底核にある。ドパミンを介して情報を伝達する神経細胞は大脳基底核から大脳皮質などに伸び、回路を形成している

脳内での情報の伝わり方に注目

多数の神経細胞と、それを養う細胞から成り立つ脳。脳は部位によって役割分担があり、それぞれに協力しながら働いています。脳の回路をつなぐ役割を果たすのが、神経伝達物質です。そのバランスがくずれると、さまざまな問題が生じてきます。

一方、チックの出現は、大脳基底核といわれる部位になんらかのトラブルがあるのではないかと考えられています。これは、チックを抑える薬があることからわかってきました。その薬の作用のしくみから逆に、脳内の神経伝達物質ドパミンの働きが偏《かたよ》っているのではないかと推察されたのです。

神経回路に原因？

チックは、脳の各部位をつなぐ神経回路がうまく機能していないために起こると想定されています。

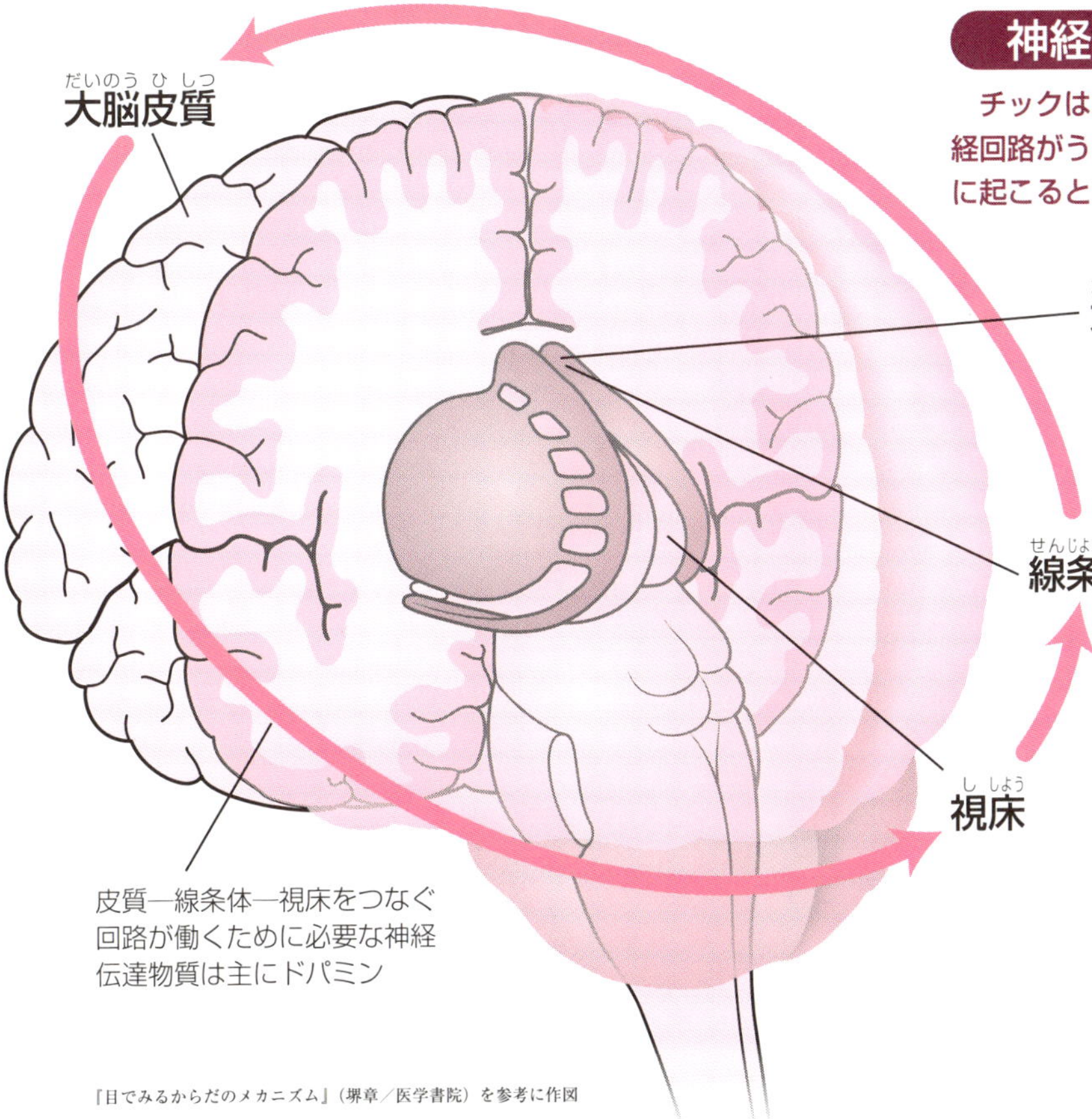
大脳《だいのう》皮質《ひしつ》
大脳《だいのう》基《き》底核《ていかく》
大脳基底核には線条体がある
線条体《せんじょうたい》
線条体は、大脳をおおう大脳皮質と脳の深い部分にある視床を結んでいる
視床《ししょう》
皮質―線条体―視床をつなぐ回路が働くために必要な神経伝達物質は主にドパミン
ドパミンのバランスの悪さが、症状出現の一因になっている可能性がある

『目でみるからだのメカニズム』（堺章／医学書院）を参考に作図

脳のことだと心配しすぎないで

「脳に原因がある」「体質的なもの」といわれると、「もう、どうしようもないのではないか」などと落胆したり、不安を覚えたりするかもしれません。

しかし、脳の問題といっても、多くは成長とともに修正されていきます。ひどい症状に対しては有効な薬物療法などもあります。そんなに心配することはありません。

脳の血流量の低下？

脳は十分な血流がないとうまく働きません。トゥレット症候群の子は一般の子にくらべ、与えられた課題に取り組んでいるときの脳の血流量が低い傾向がみられます（飯田順三による）。脳機能になんらかの支障をきたしているのかもしれません。

誘因

ストレスは原因ではなく単なるきっかけ

チックとストレスの関係は、それほど密というわけではないようです。関連がないわけではありませんが、チックの直接的な原因ではありません。

ストレスの悪循環

子どものチックが強ければ強いほど、親の不安は募りがち。制止しようとするのも、逆に「注意するまい」と必死にがまんするのも、子どもによい影響はありません。

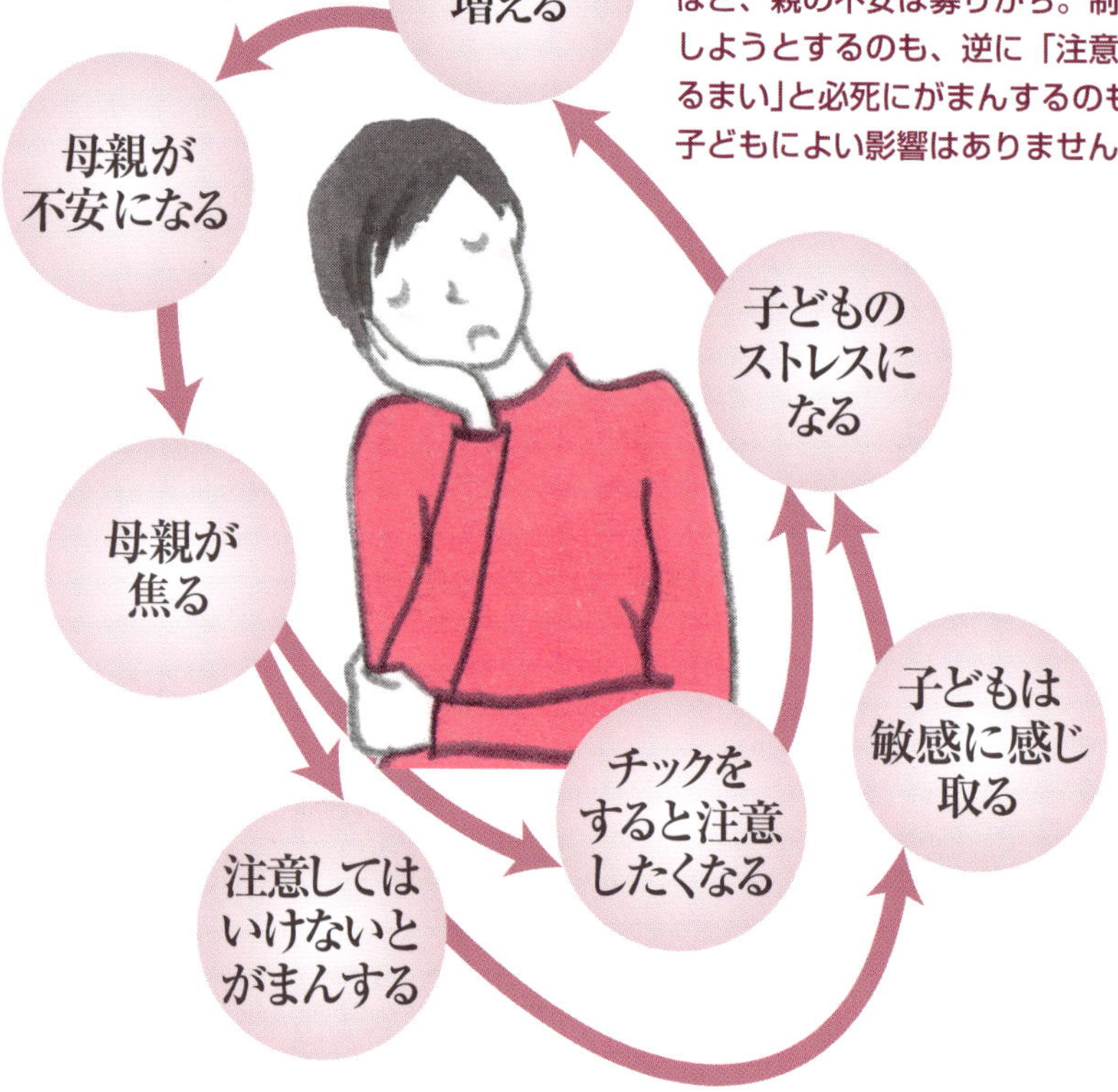

チックが増える
母親が不安になる
母親が焦る
注意してはいけないとがまんする
チックをすると注意したくなる
子どもは敏感に感じ取る
子どものストレスになる

親のせいでチックになるわけではないが、子どもにチックがあるなら、まず親が変わろう

ストレスだけでは発症しない

ストレスの多いできごとのあと、チックが始まったり、ひどくなったりすることがあります。そのため、ストレスがチックの原因と考えられていた時代もありました。

しかし、チックはストレスだけでは発症しません。ストレスは単なるきっかけのひとつにすぎないのです。また、これといったきっかけが思い当たらなくても、チックがあらわれることはあります。

心理的な要因が症状に関連することはあるものの、子どものストレスになっていることをすべて取り除いてみても、それでチックが消えるわけではありません。焦らないことが肝心です。

チックの誘因

3人に1人は、チックが始まるきっかけとなったできごとがあります。

子どものストレス ＋ **チックになりやすい体質**（P46参照）

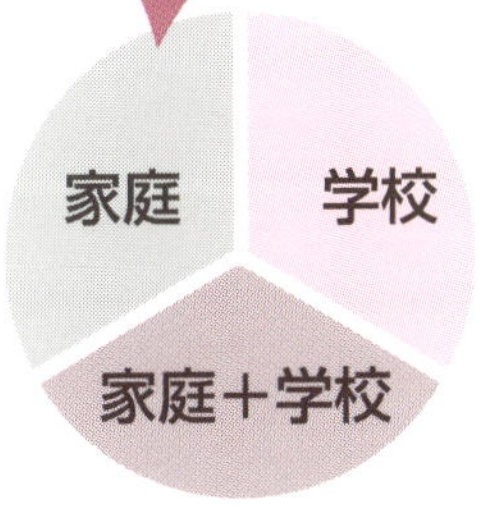

ストレスを感じる場は約3分の1ずつ

例
- 叱られる
- 環境の変化
- 緊張すること
- 行事の前
- 家族関係
- 友だち関係
- 先生との関係

ストレスを取り除くと

ストレスを排除しても、チックじたいには大きな変化はみられないかもしれません。しかし、心身の負担が減れば本人のQOL（生活の質）は上がるでしょう。たとえ症状はあっても、いきいきと毎日を過ごす子どものようすに、親の不安も軽くなる可能性があります。

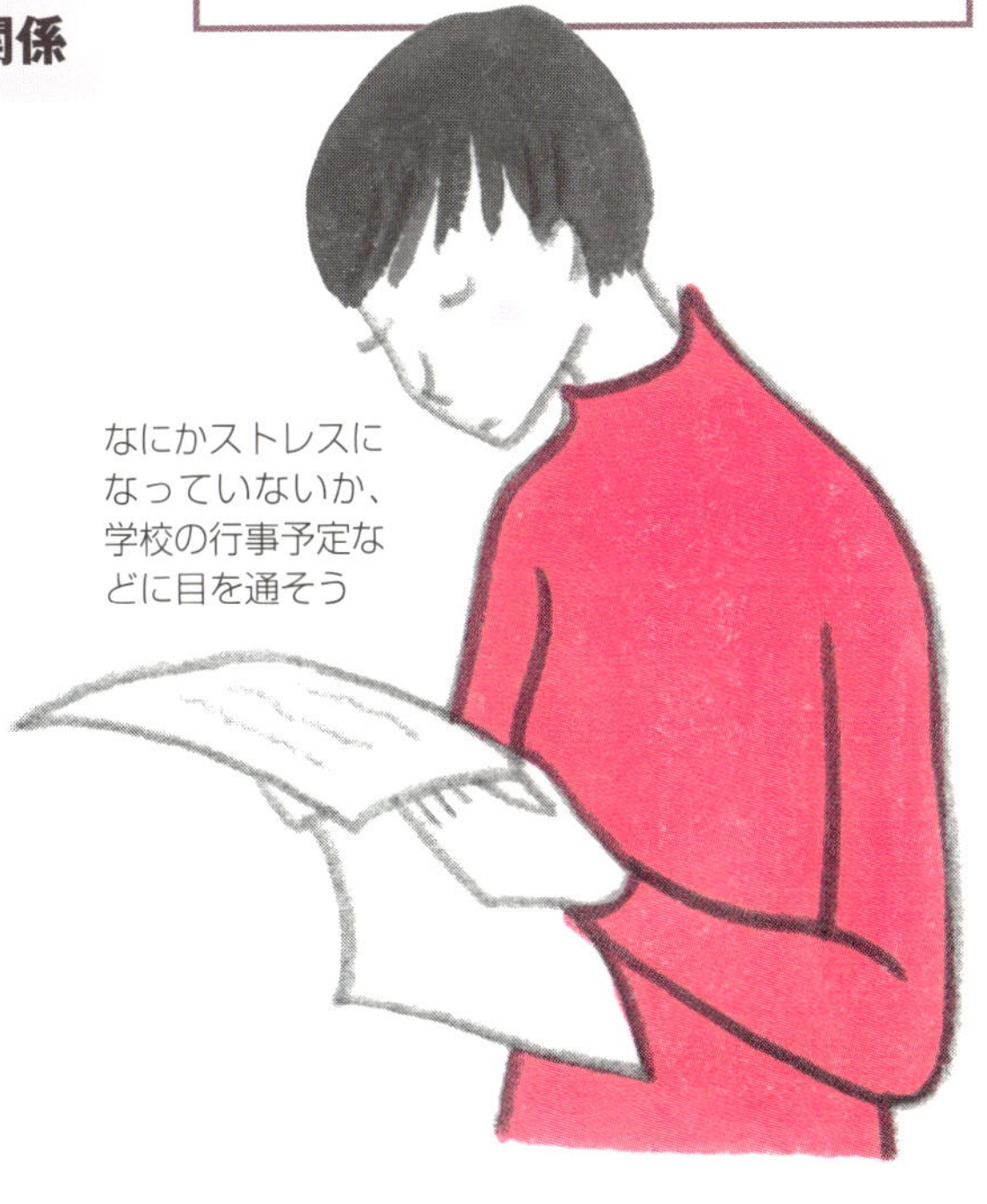

なにかストレスになっていないか、学校の行事予定などに目を通そう

Q 友だちのいじめが原因では？

友だち関係のトラブルは、子どもにとって大きなストレスになります。もともとチックを起こしやすい体質をもつ子の場合、いじめがきっかけで、チックが出始めることもあるでしょう。

ただし、いじめはチックの直接的な原因ではありません。いじめの解決は大事ですが、チックに変化はない可能性もあります。

誘因

溶連菌に感染したあとチックが出ることも

感染症がチックを引き起こす原因になる場合があります。
感染症をきっかけにして起こる免疫システムの不具合が、脳の働きに影響すると考えられています。

「ひどいかぜ」のあとにチックが始まった!?

発熱と強い咽頭痛《いんとうつう》のあとに発疹《ほっしん》が出る猩紅熱《しょうこうねつ》などを引き起こす溶《よう》連菌《れんきん》感染が、チックの発現・悪化にかかわっていることがあります。

溶連菌感染は子どもがかかる感染症としては比較的多いもの。ひどいかぜの症状のあと、急にチックが出てきたり、ひどく悪化したりした場合には、できるだけ早く受診するようにしましょう。早い段階で抗生物質を服用し、溶連菌感染の治療をしっかりおこなうことで、チックの予防は可能です。

また、溶連菌感染に関連するチックやトゥレット症候群に対しては、免疫療法による治療も試みられています。

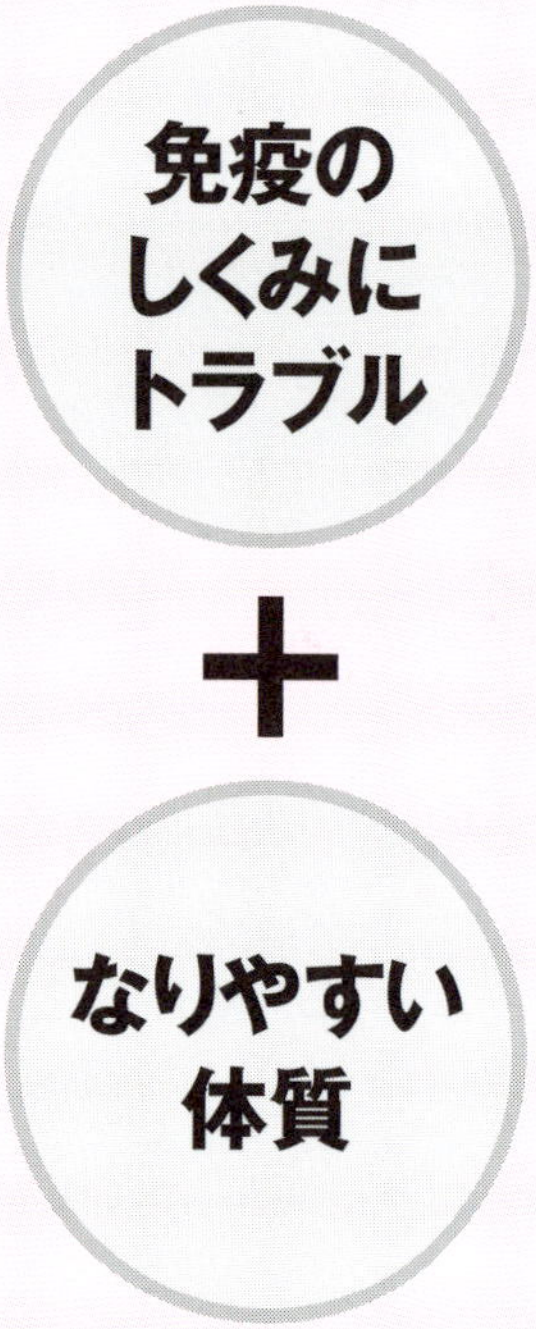

PANDAS

Pediatric Autoimmune Neuropsychiatric Disorders Associated with Streptococcal infectionの略。

直訳すると、「溶連菌感染症に関連した小児自己免疫性神経精神疾患」。溶連菌感染によって生じた免疫のトラブルが原因となるチックやトゥレット症候群のことです。

溶連菌感染をきっかけに、自分の組織に反応する自己抗体ができることがあります。これが脳の機能を障害し、チックを発現させたり、悪化させたりする場合があるのです。

自己抗体のできやすさは体質によって違います。溶連菌感染でかならずチックが生じるわけではありません。また、PANDASと考えられるケースは、トゥレット症候群の5%程度といわれています。

Dちゃん 熱が下がったあと、チックがあらわれる

1 8歳のDちゃん。ある日、泣きながらのどの痛みを訴えます。みるとのど全体が赤く腫《は》れ上がっていました。かなり痛いようです。

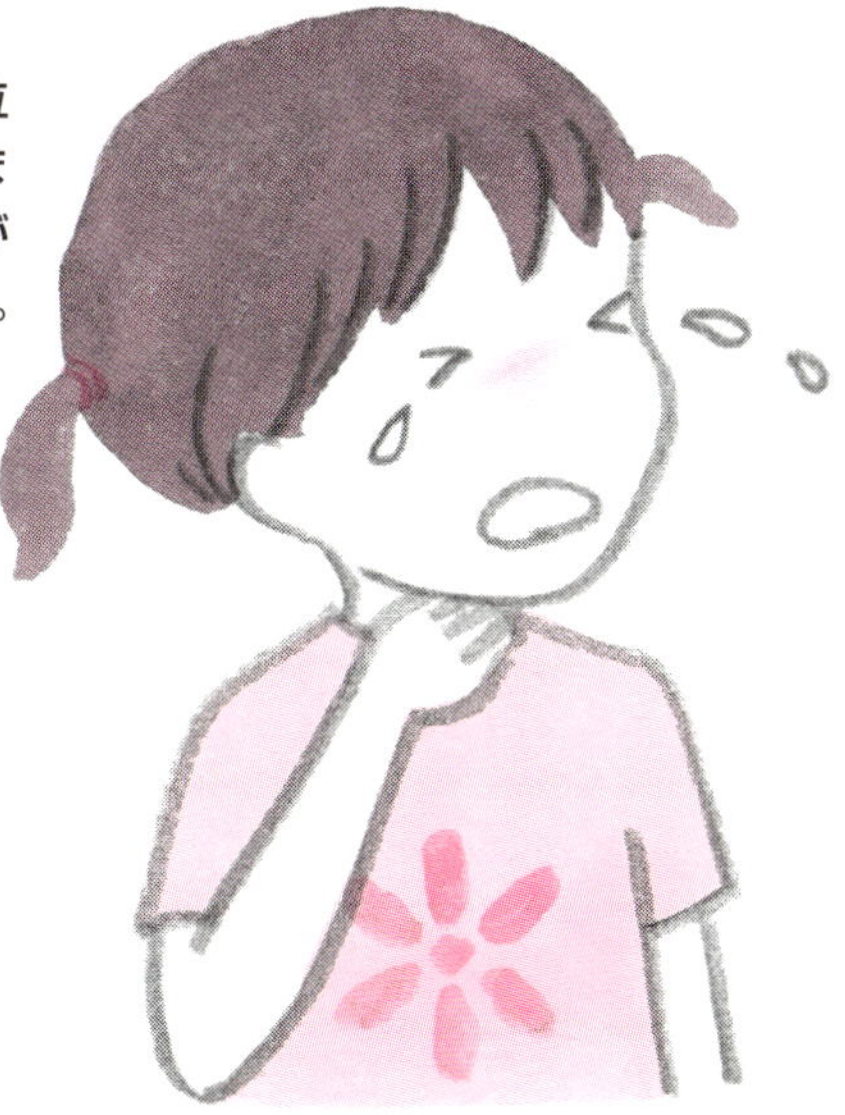

2 間もなく全身がふるえだし、39度もの熱が出ました。病院に受診すると、猩紅熱と診断されました。これは溶連菌が原因の感染症だということです。

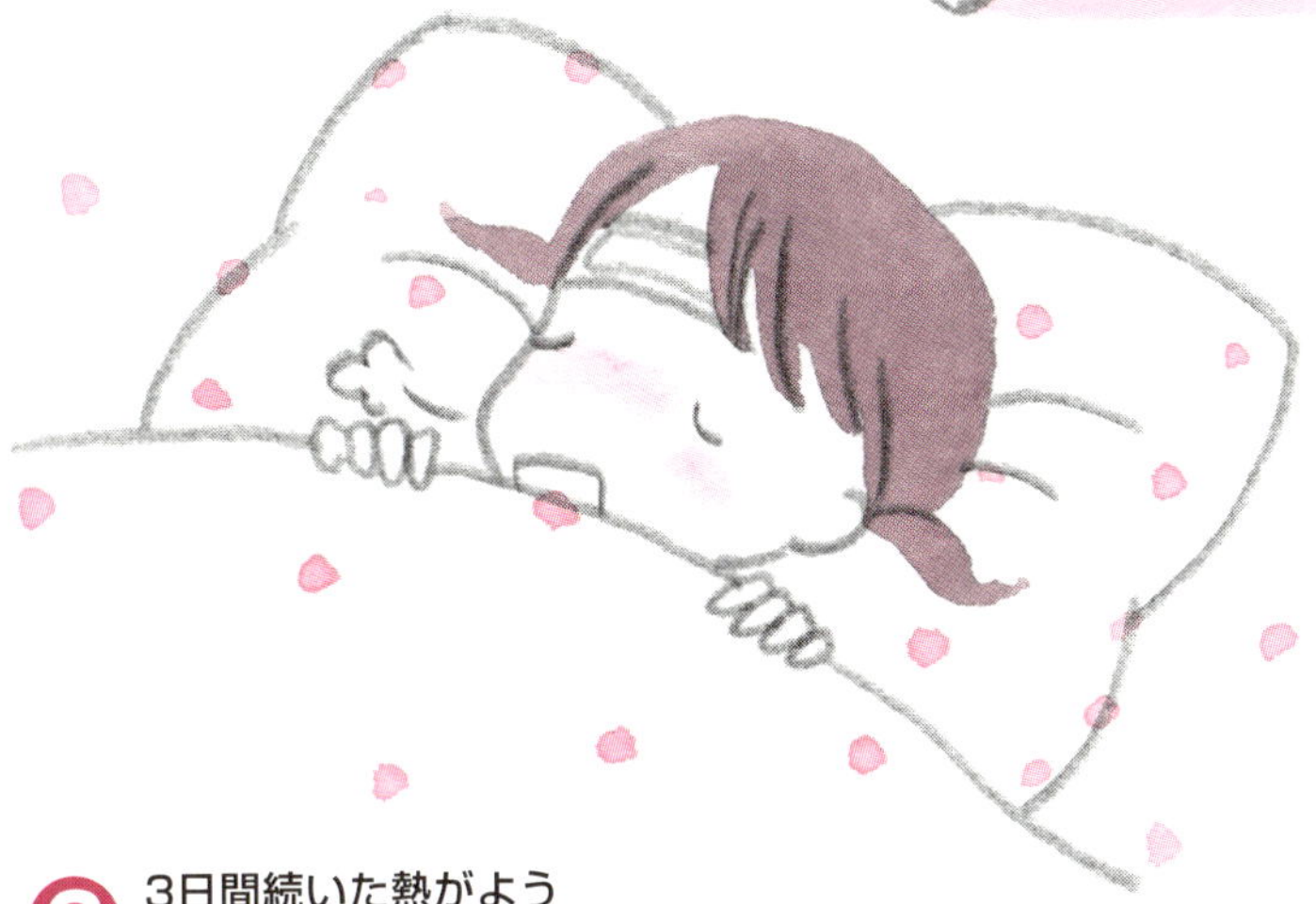

3 3日間続いた熱がようやく下がってひと安心。ところが、その後、ときどき目を片方に寄せるようになってしまいました。

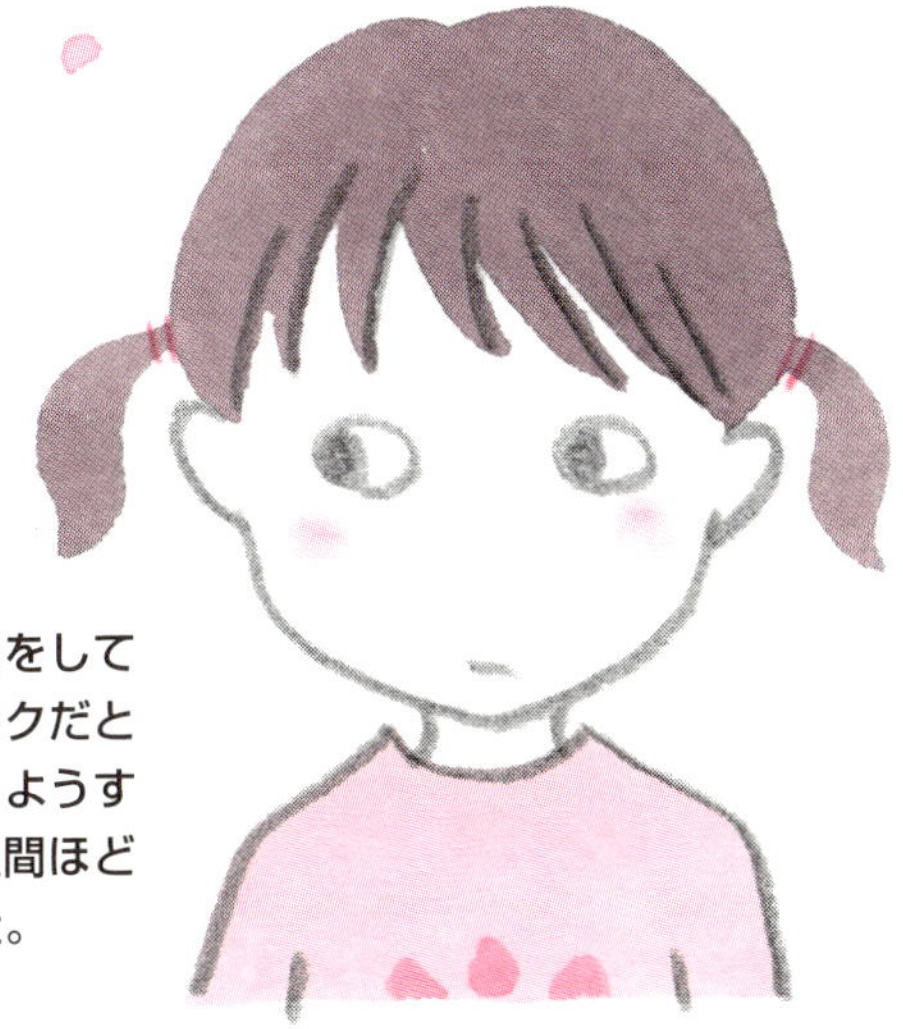

4 ひんぱんに横目をしているのは、チックだと医師にいわれました。ようすをみているうち、2週間ほどでやらなくなりました。

他の病気

てんかんではないか、検査が必要

熱を出すたびにひきつけを起こしていた子に、チックのような症状が出始めた場合は要注意。本当にチックなのか、きちんと確かめておきましょう。

てんかんのなかにはチックと似ているものも

チックと似た症状を示す病気のひとつに、てんかんがあります。

てんかんは、脳の神経細胞が異常放電を起こし、脳の回路がくり返しショートして発作を起こす病気です。

てんかんの発作というと、突然意識を失い、全身にけいれんが起きる大発作のイメージが強いかもしれませんが、実際はいろいろなタイプがあります。ショートする部位によっては体の一部分だけがピクッと動く、チックのような症状をくり返すこともあります。

チックと合併していることも

てんかんの部分発作か、チックなのかを見分けるには、検査が必要です。てんかんとわかれば適切な治療を要します。

てんかんのある子は一〇〇人に一人くらいです。チックとてんかんが合併していることもあります。また、発達障害があると合併しやすいといわれています。

てんかんの検査

脳から発せられる微弱な電気信号を波の形で記録する脳波検査。発作にともなう神経活動がないかを調べる。脳の構造上の病気の有無はMRIやCTでみる。脳の働きを調べるSPECTやPETをおこなう場合もある

もしも、てんかんだったら

発作のくり返しは、脳機能にダメージを与えます。てんかん発作がある場合は、抗てんかん薬を服用し、発作の予防につとめます。抗てんかん薬は、てんかんの種類によって異なります。正しい診断を受けることが大切です。

てんかんの種類によっては、手術が有効なこともあります。薬が効きにくい場合には、発作の程度や、手術で得られるメリット、手術そのものの影響などを十分に検討したうえで、手術を受けるのもひとつの方法です。

いずれのタイプのてんかんでも、睡眠時間が不規則だったり、寝不足が続いたりすると発作が起こりやすくなります。規則正しい健康的な生活を送るようにしていきましょう。

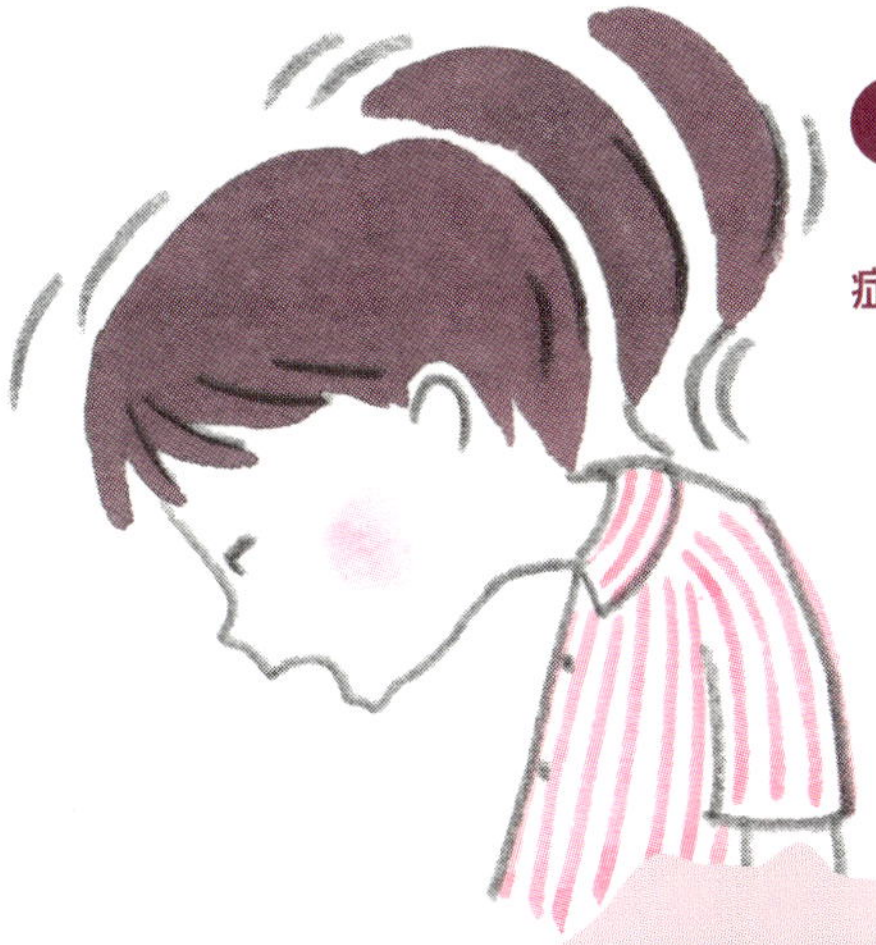

チックと似たてんかん症状

てんかんの発作のなかには、チックと似た症状を示すものがあります。

まばたきをくり返す
（顔の筋肉が瞬間的に収縮する）

しかめ面
（顔の筋肉が瞬間的に収縮する）

首を前にカクンとする
（瞬間的に意識を失う）

なにかをじっと凝視する

口がピクピク動く

体をつっぱる
（全身のけいれん）

肩をすくめる
（筋肉の収縮）

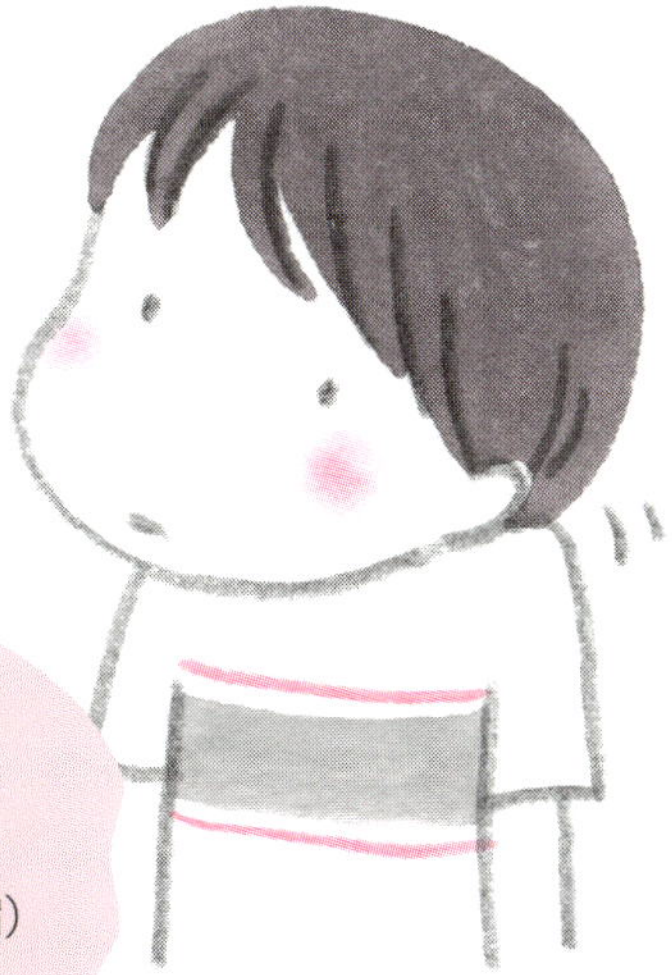

てんかんの分類

てんかんの発作には、さまざまなタイプがありますが、2つに大別できます。

全般てんかん

発作の原因が脳全体に及ぶもの。
手足がピクッと動いたり、全身の筋肉がけいれんするけいれん性の発作と、意識がなくなったり、力が抜けたりする非けいれん性の発作がある

部分てんかん

脳の一部分に原因があって起きる発作。
意識があるまま手足のけいれんや感覚異常などが起きる単純部分発作と、意識障害をともなう複雑部分発作に分けられる

他の病気

チックのような症状が出る病気

子どもにふだんと違う言動がみられるようになったときは、はじめから「チックだ」と決めてかからず、まずは身体的な原因はないか確かめておきましょう。

アレルギー

アレルギー症状のある子も、チックと同じような動作をくり返すことがあります。ほかの運動性チックや音声チックがなければ、アレルギーの可能性も考えておきます。

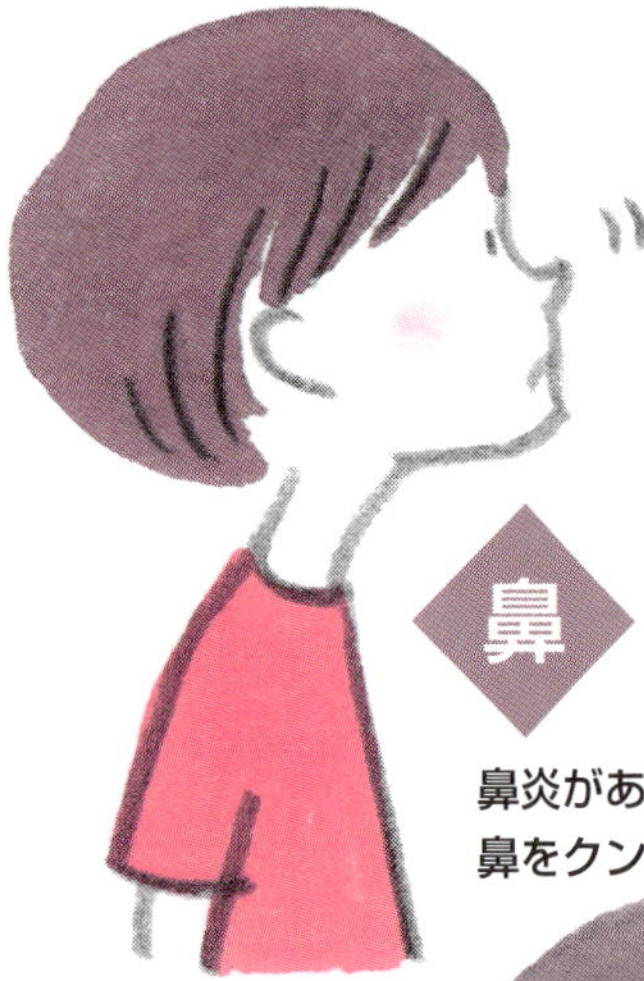

鼻炎があって、
鼻をクンクンならす

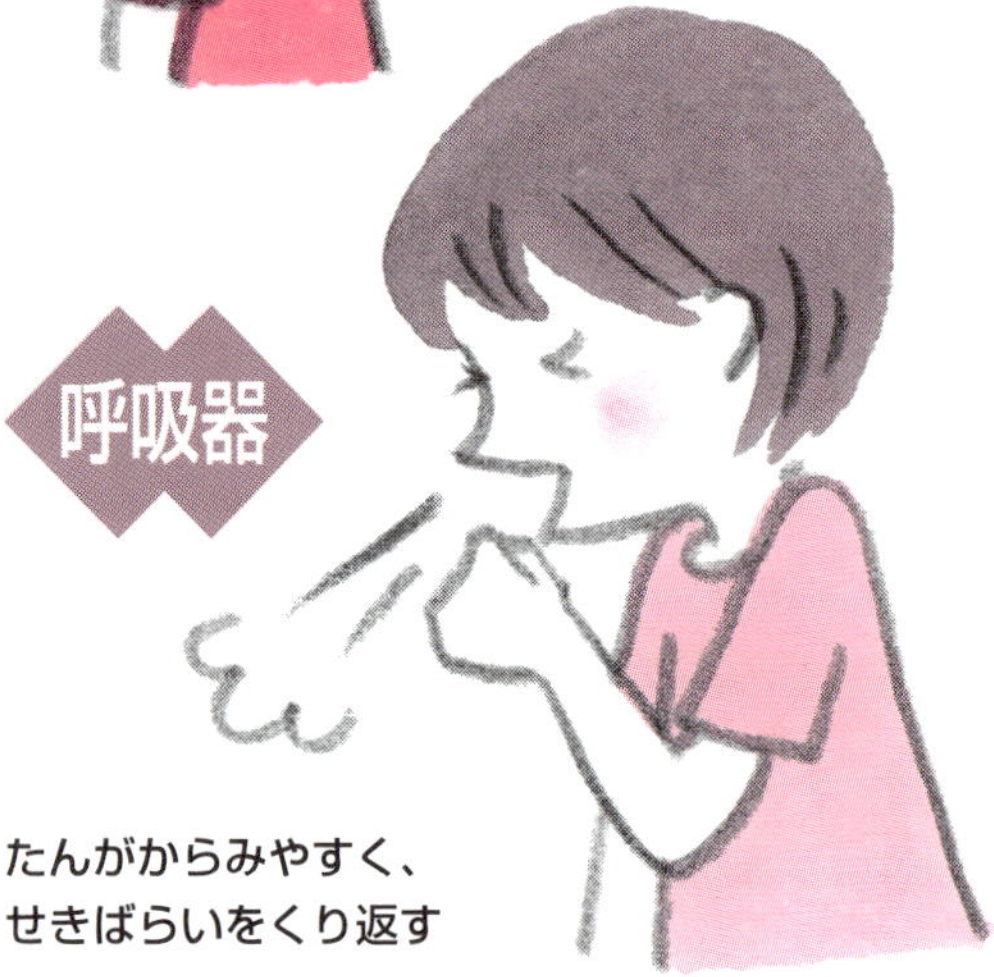

たんがからみやすく、
せきばらいをくり返す

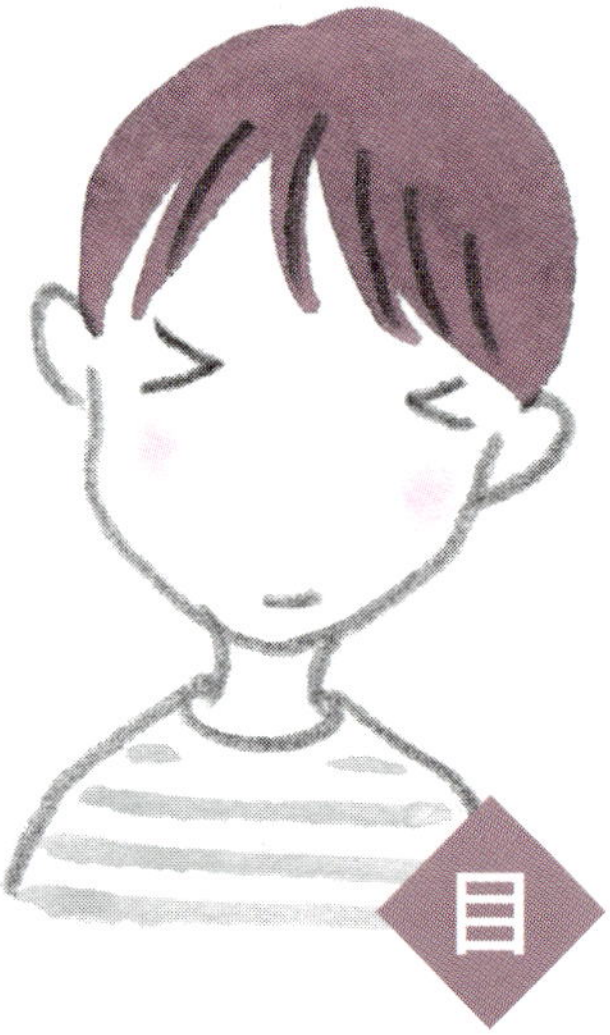

目の周囲のかゆみから、
まばたきをくり返す

症状が似ている病気は多い

チックのなかには、かぜやアレルギー性の病気で起こる症状に似ているものがあります。また、てんかんや発達障害、強迫性障害などが背景にある場合もあれば、左記のような病気で、チックに似た症状が起こることもあります。

チックが始まった当初は、それが本当にチックなのか、それとも別の原因があるのか、見分けるのはむずかしいものです。気になる症状が長引く場合には、原因を調べておくとよいでしょう。

原因となる病気があれば、その治療が必要です。とくに日常生活に困ることがなければ、経過を見守っていけばよいでしょう。

症状が似ている病気

先天的な原因をもつ病気などで、チックに似た症状を示すことがあります。いずれもあまり患者数が多い病気ではありません。

舞踏病

全身または体の一部分に
不規則な不随意《ふずいい》運動が起こり、
落ち着きなくみえる。
顔面に起きると、
表情がくるくる変わったり、
舌を出すような動きになったりする。
原因はさまざまだが、踊るような
歩き方になることから、
舞踏病とよばれる

ハンチントン病

舞踏病のような症状を示し、
人格に変化があらわれたり、
うつ状態を引き起こしたりする。
通常は30～50歳での発症が多いが、
20歳未満で発症する
場合もある

ウィルソン病

銅の代謝に異常があり、
肝臓、脳などに銅が沈着する病気。
ジストニア、舞踏病のような症状を
はじめ、さまざまな症状を起こす。
薬で銅の排出を促す
治療を続ける

フェニルケトン尿症

先天的な酵素欠乏が原因で、
アミノ酸のひとつ、
フェニルアラニンの代謝が阻害《そがい》され、
さまざまな症状が生じる病気。
新生児期の尿検査で発見できる。
治療はフェニルアラニンを
摂取しないように
食事療法を続ける

向精神薬の副作用

薬の副作用として、
口をもぐもぐさせるなどの不随意運動が
あらわれたり、手がピクッと動いたり
する症状が出る場合がある

ジストニア

特定の筋肉が硬直したり、
ねじれたりする結果、
けいれんが起きたり、顔にチックの
ような症状があらわれる。
遺伝子の異常や先天性の
代謝異常などが原因

合併症

強迫性障害を併発していることがある

やめようと思っても、何度も同じことをせずにはいられない強迫性障害。トゥレット症候群の三〜四割にみられる合併症です。

強迫性障害とは

強迫症状により大きな苦痛を感じたり、日常生活に支障をきたしたりしている状態は強迫性障害と診断されます。強迫症状には、強迫観念と強迫行為があります。

強迫観念

何度もくり返し思い浮かび、
不安や苦痛を引き起こす考え。
「もう、考えたくない」
「ばかばかしい考えだ」と思っても、
頭から離れず、不安が
高まっていく

強迫観念があって強迫行為をしてしまう

つらくても
やめられない

強迫行為

不安や苦痛をやわらげるために
おこなわずにはいられない
過剰な行動。やめたい、
やりたくないと思っても、
同じ行動をくり返さずには
いられない

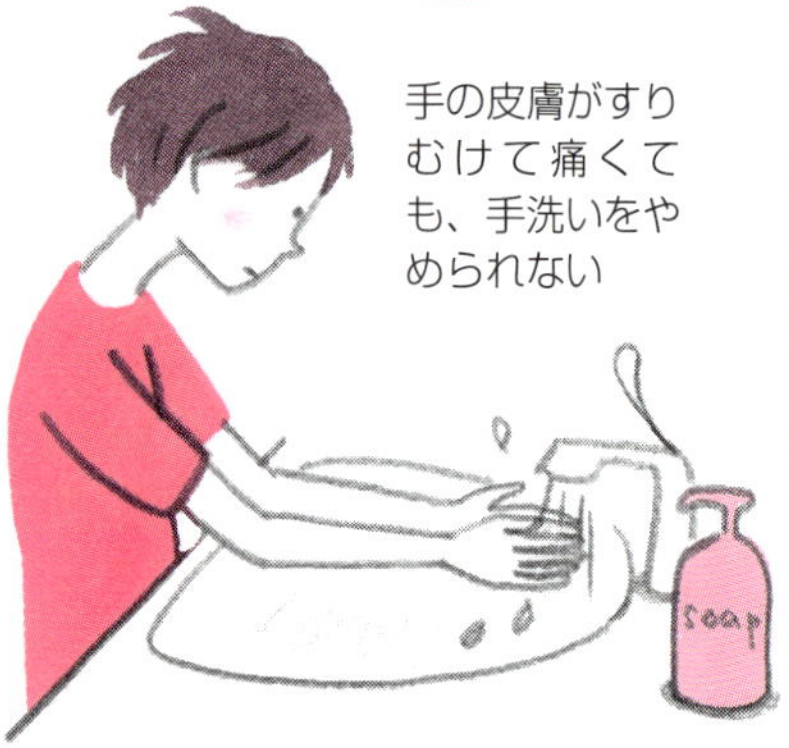

手の皮膚がすりむけて痛くても、手洗いをやめられない

（Swedoら、1989より）

小児や青年の強迫行為の例（%）

過度な儀式的な手洗い、シャワー、入浴、歯磨き、身繕い	85
反復する儀式（ドアから出たり入ったりする、いすから立ったり座ったりするなど）	51
確認（ドア、カギ、コンロ、電気器具、車のブレーキなど）	46
汚れとの接触をとり除こうとする儀式	23
さわること	20
数えること	18
配列、整頓	17
自分や他人を傷つけるのを避けるための処置	16
貯蔵、収集の儀式	11
家財道具や生命のないものを掃除する儀式	6
種々の儀式（たとえば、書く、動く、話す）	26

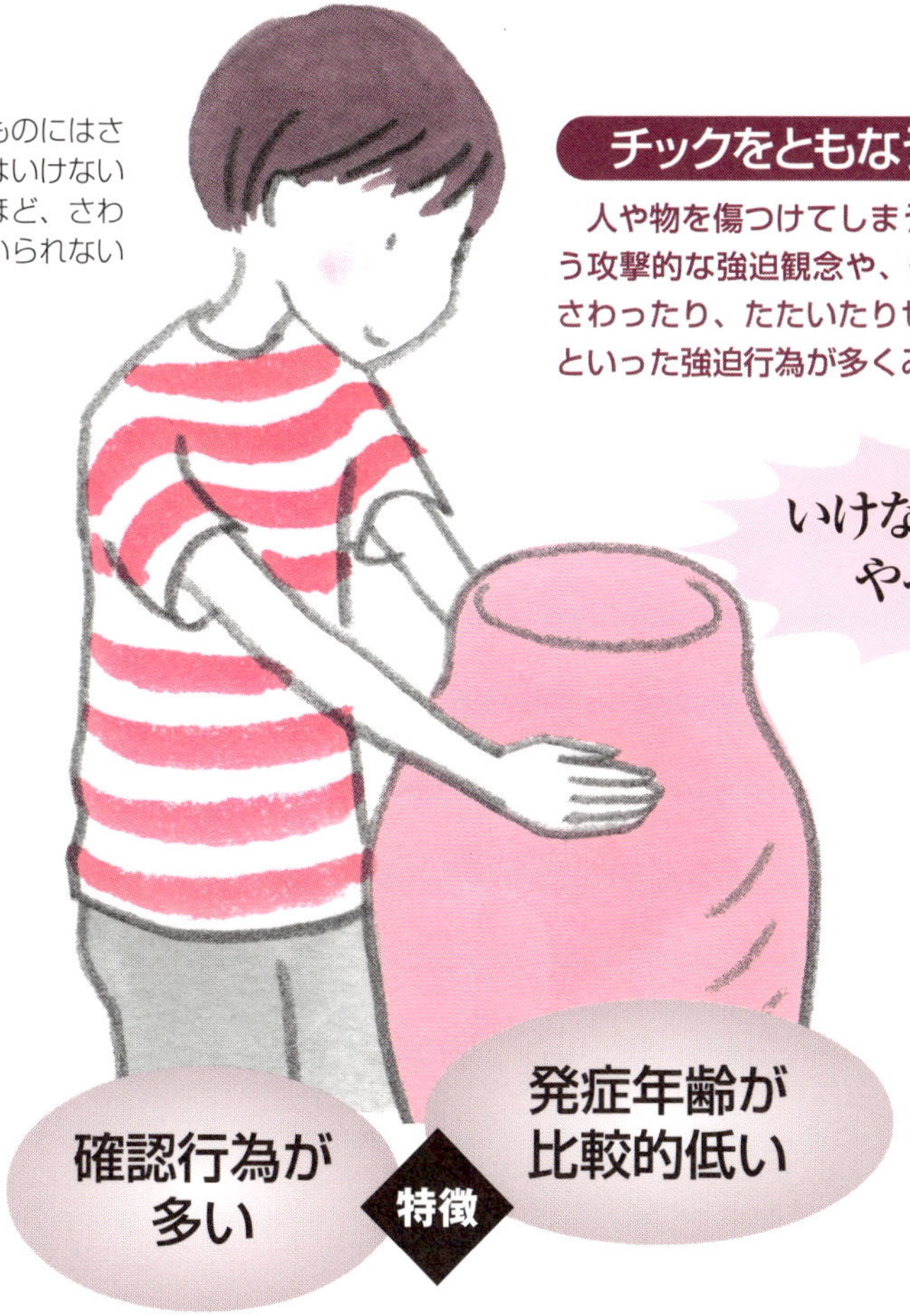
高価なものにはさわってはいけないと思うほど、さわらずにいられない
確認行為が多い
特徴
発症年齢が比較的低い

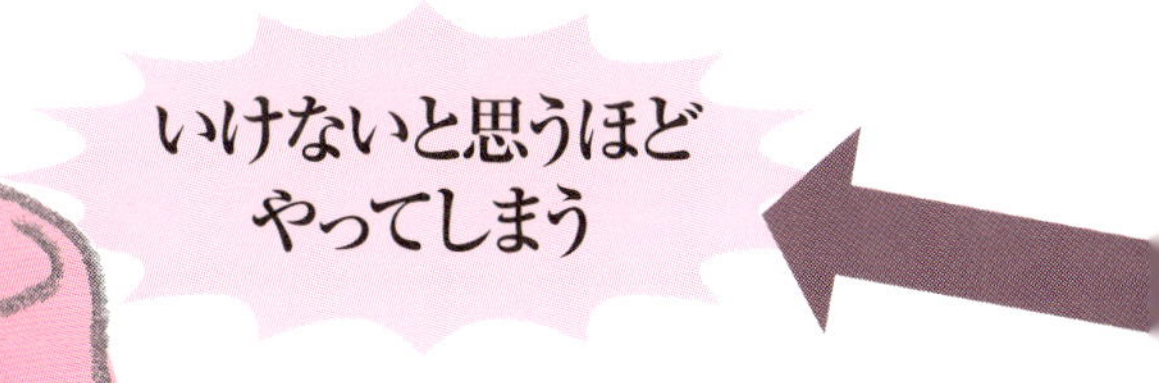
いけないと思うほどやってしまう

チックをともなう強迫症状

人や物を傷つけてしまうのではないかという攻撃的な強迫観念や、何度も確認したり、さわったり、たたいたりせずにはいられないといった強迫行為が多くみられます。

チック合併の有無であらわれ方が少し違う

強迫性障害は、思春期に発症することが多い病気です。トゥレット症候群のような重症のチックのある子は、一〇歳を過ぎたころから、強迫性障害との合併が問題になることが多く、その率は三〇〜四〇パーセントといわれます。

チックをともなわない強迫性障害にくらべ、発症年齢は少し低く、強迫症状の内容にも、少し違いがあります。不安や恐怖からやむにやまれず行動をくり返してしまうというより、「やめよう」と思えば思うほど、やらずにはいられない衝動が高まり、行動をくり返していることが多いようです。

言ってはいけないとわかっていても、汚言を言ってしまうのも、強迫行為の一種です。

チックを打ち消そうとする強迫行為も

チックの症状を気にしている子は、それを打ち消そうと、別の行動をとることがあります。たとえば目の症状を気にして、何度も目薬をさしたり目を洗ったりする。音声チックを消すために、つねに声を出して数を数え続ける。そうした行動がエスカレートして、強迫行為のようになっている例もあります。

合併症

ADHDの合併症として出現することも

トゥレット症候群の半数以上にＡＤＨＤ（注意欠陥多動性障害）の合併がみられるという報告もあるほど、両者の関係は深く、共通する点が多いと考えられています。

ADHDとは

脳の一部の機能不全によって起こる発達障害のひとつ。3つの特徴的な症状を示します。

不注意

注意を持続することが困難で、すぐに気が散ってしまう。人の話を聞いていられず、指示に従えない、ものをよくなくすなどといったことが目立つ

多動

目に映るもの、耳に入る物音など、周囲の刺激に反応しやすい。動き回ったり、座っているときも体が動いてしまったりするなど、落ち着きがない

衝動性

考えなしに行動してしまう。順番を守れない、人の話をさえぎって話し出すなど、待つべきときに待てず、思いどおりにいかないとかんしゃくを起こしやすい

LDとの合併も報告されている

LD（学習障害）は、知能全般に遅れはないのに、簡単な計算ができない、漢字が書けないなど、学習に必要な能力の一部が極端に低いために、学業や日常生活に支障をきたしてしまう状態をいいます。

トゥレット症候群でもLDが合併し、学習不振が目立つ場合があります。併発しているADHDの影響で注意力が持続せず学習が進みにくい、チックが激しくてじっと勉強していられないなど、複数の要因が関係している可能性もあります。

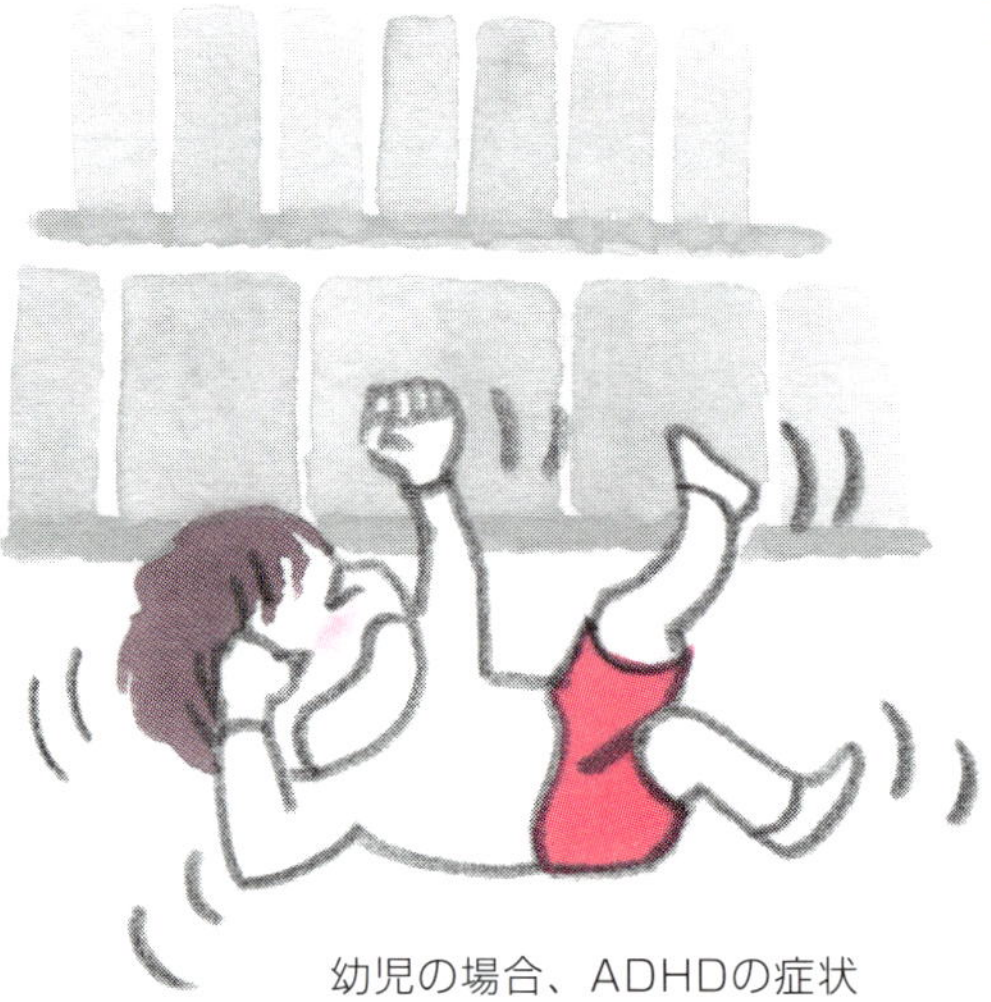

幼児の場合、ADHDの症状として、泣きわめくようなパニックを起こすこともある

チックとADHDの特徴は重なる

チックをともなうADHD

チックとADHDは、両者を併発していても、症状じたいは単独の場合とくに違いはありません。ただ、衝動性が高まるなど、社会への適応がよりむずかしくなる傾向があります。

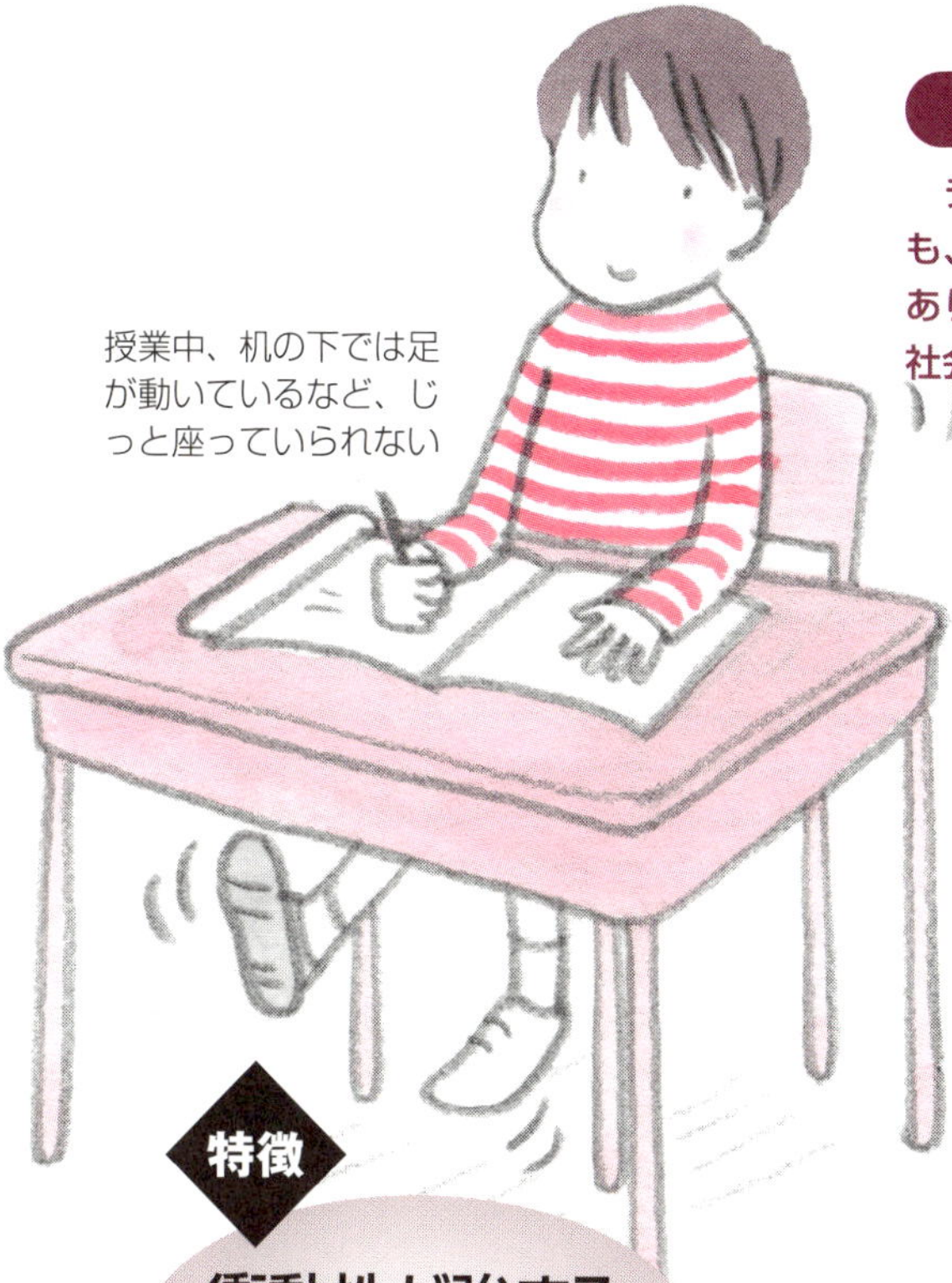

授業中、机の下では足が動いているなど、じっと座っていられない

特徴

衝動性が強まることが多い

トゥレット症候群の半数以上に及ぶ

ＡＤＨＤはトゥレット症候群に合併しやすく、トゥレット症候群の半数以上がＡＤＨＤの診断基準を満たすといわれるほどです。

ＡＤＨＤの症状が主体で、あとからチックが出現してトゥレット症候群の状態になることもあれば、チックの発症後、ＡＤＨＤの診断を受けることもあります。

両者が合併すると、その言動がいっそう目立ち、家庭や学校で叱られたり、失敗をくり返したりする機会が多くなりがちです。本人のやる気や自信を失わせないよう、配慮していく必要があります。

なお、一過性の単純チックは子どもにしばしば起こるもの。とくにＡＤＨＤとの関連が深いということはありません。

チックのくり返しが多動にみえることも

もともとチックがある場合、ADHDが合併しているかどうか、断定しにくいところがあります。足がせわしなく動く運動性チックや、始終、言葉を発してしまう複雑性の音声チックなどは、ADHDによる多動の症状にみえてしまうからです。

症状は似ていても、かならずしもADHDの合併とはいえない場合もあります。

合併症

自閉症スペクトラムと共通する症状がある

自閉症スペクトラムの子は、チックやトゥレット症候群を併せもつことが少なくありません。自閉症スペクトラムなどとチックにはなんらかの関係がありそうです。

自閉症スペクトラム

以前、自閉症、アスペルガー症候群といっていたものを、今はまとめて自閉症スペクトラムといいます。それぞれを明確に区別する境界線のない、ひとつの連続体としてとらえるのです。

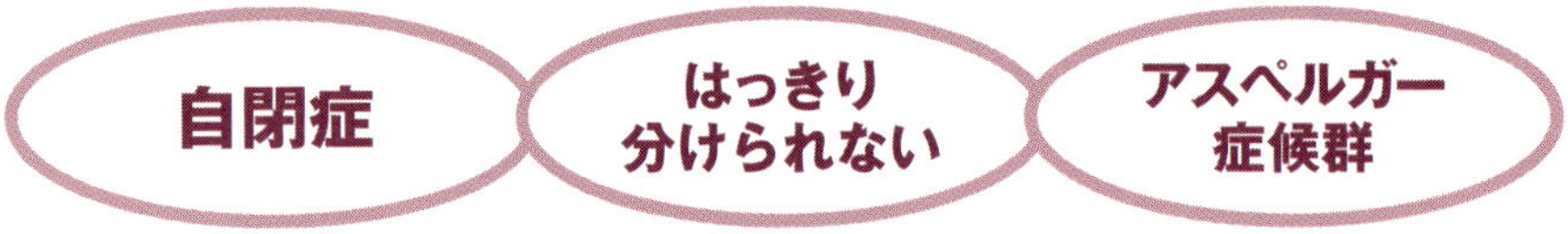
自閉症
はっきり分けられない
アスペルガー症候群

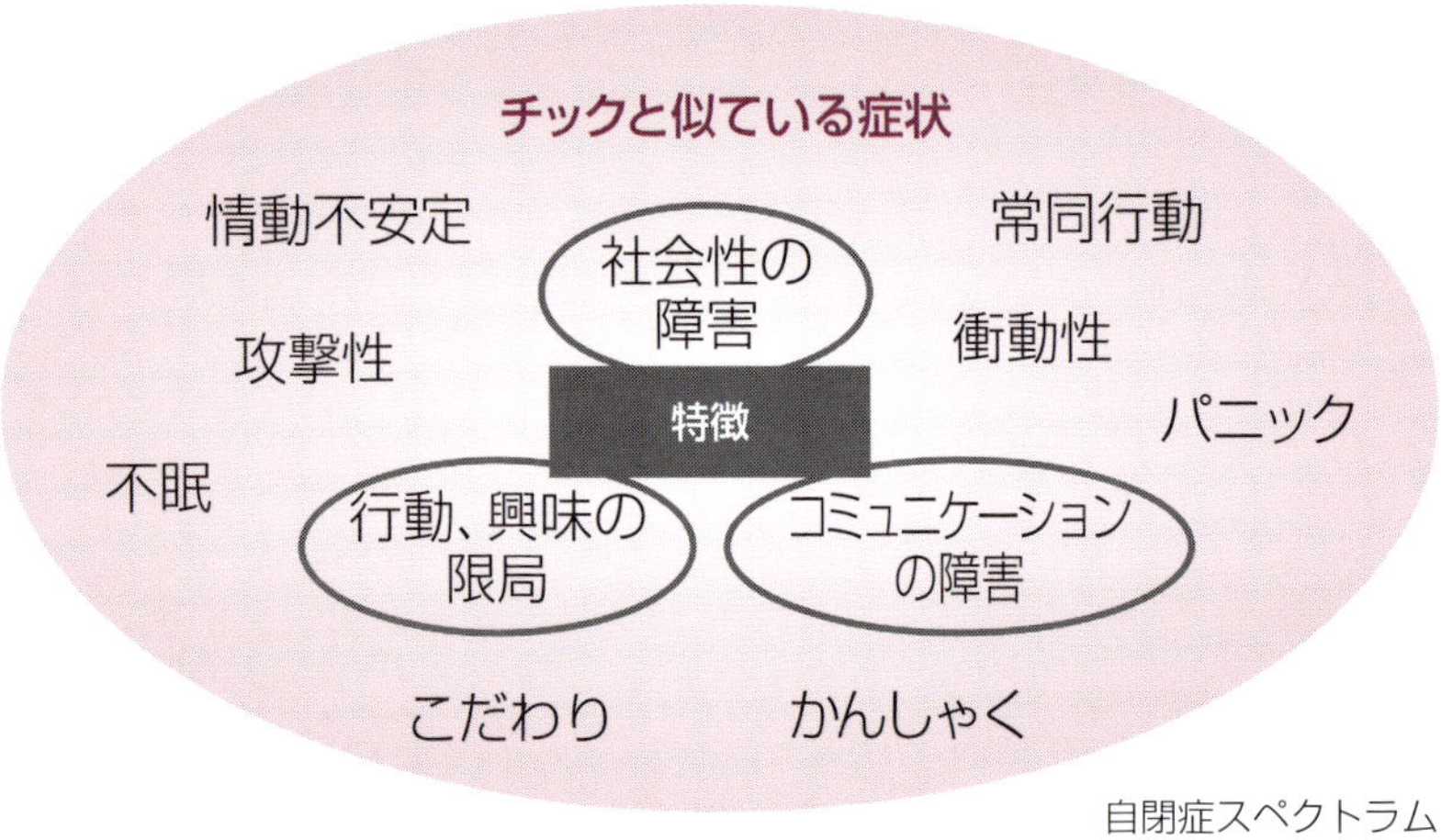
チックと似ている症状
情動不安定
常同行動
社会性の障害
攻撃性
衝動性
特徴
パニック
不眠
行動、興味の限局
コミュニケーションの障害
こだわり
かんしゃく

自閉症スペクトラムの周辺症状のなかに、チックと似ているものがある

自閉症スペクトラムとチックの関連

自閉症スペクトラムの子には、通常より高い割合でチックがあらわれる傾向があります。ただし、トゥレット症候群の基準を満たすほどの症状が出ることは、あまり多くありません。

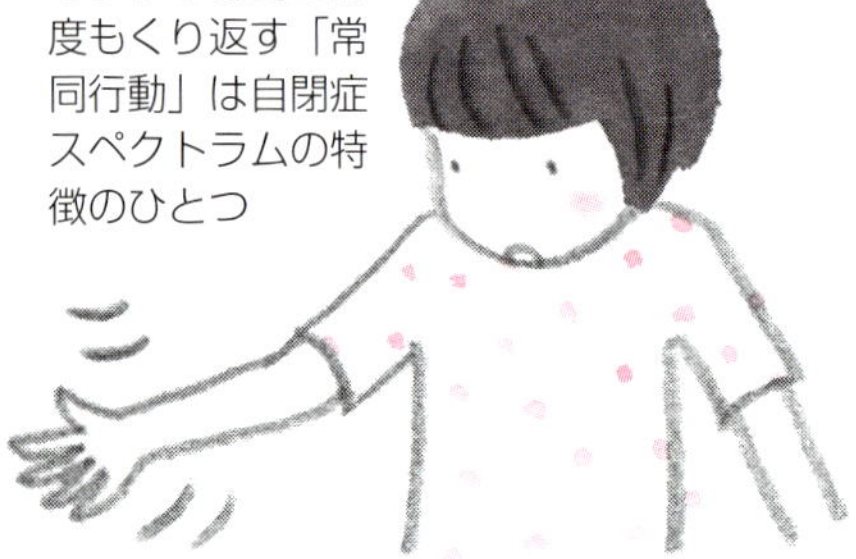

手をひらひらさせるような行動を何度もくり返す「常同行動」は自閉症スペクトラムの特徴のひとつ

「行動、興味の限局」が共通

トゥレット症候群で、社会性、コミュニケーションの問題が生じることはあまりありません。ただし、なにかにこだわり、同じ言動をくり返すという点では、自閉症スペクトラムの特徴に通じるところがあります。

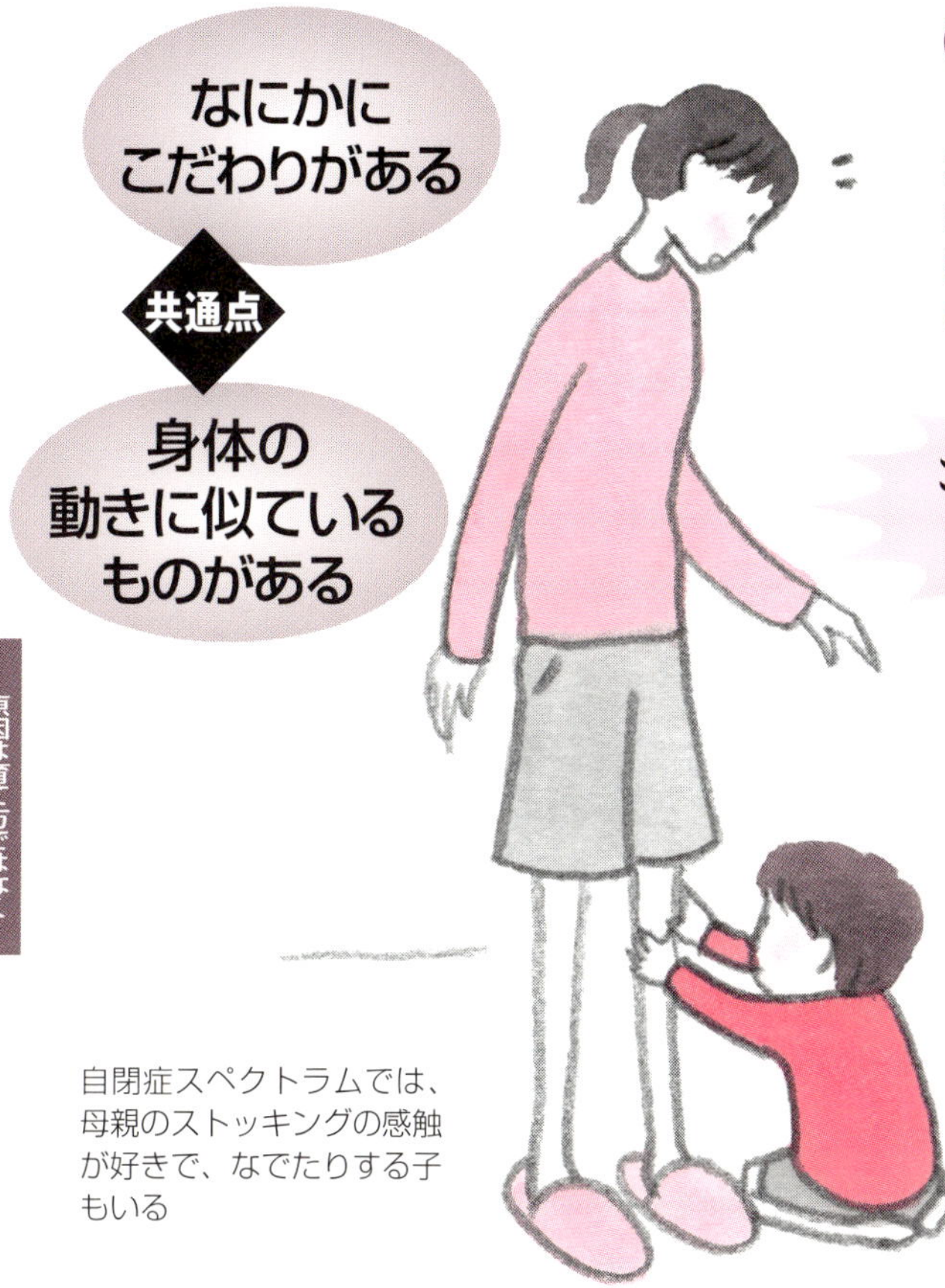

なにかにこだわりがある
共通点
身体の動きに似ているものがある

自閉症スペクトラムでは、母親のストッキングの感触が好きで、なでたりする子もいる

コミュニケーションの質的な障害はない

自閉症スペクトラムの症状とチックが似ている

自閉症スペクトラムの症状のひとつに、「こだわり」があります。こだわりはチックやトゥレット症候群のある子には強くみられる傾向があります。とはいえ、こだわりがあるからといって、自閉症スペクトラムの合併があるというわけではありません。チックの問題で受診する子どもに、自閉症スペクトラムがあるとわかる例はさほど多くないのです。

ただし、もともと自閉症スペクトラムがあるとわかっている子にチックが出始め、トゥレット症候群の診断基準を満たすようになることは比較的多くあります。報告によって幅がありますが、だいたい二〇パーセント程度の割合といわれます。この場合、チックそのものに対する治療というより、自閉症スペクトラムへの対応を中心に考えていくことになります。

指しゃぶり、爪かみはチックとは別もの

指しゃぶりや爪かみなど、体をいじるくせをもつ子は多いもの。こだわりの強い子には、とくにその傾向が強くみられます。

チックとは別ものですが、無意識のうちにくり返す、ある年齢を過ぎれば消えていくことが多い、ストレスのあらわれとはいえないなど、共通する点もあります。

COLUMN

だれかの「まね」が きっかけになることはある？

意識してまねているわけではない

チックのある子は、なんらかの刺激で症状が出始めるということがよくあります。

たとえば、ほかの人がせきばらいをすると、それがきっかけでせきばらいのチックが始まることがあります。言葉のチックのある子は、インパクトの強い言葉を聞くと、それをくり返さずにはいられなくなるということもあります。

いずれも無意識のうちにチックが誘発されるもので、「反響チック」といわれます。意識してまねているわけではありません。

「まね」をしてもならない

これとは逆に、チックのある子の症状を、きょうだいが面白がってまねをしてしまうことがあります。「本当にチックになるのでは」と心配になるかもしれませんが、まねをしているうちに習慣化してチックになる、などということはありません。「そんなことすると、うつるよ！」などという叱り方は、チックのある本人を傷つけてしまうので、やめましょう。

ただ、きょうだいであれば、チックが出やすい脳の体質も似ている可能性があります。きょうだいが、そろってチックを示すようになっても不思議ではありません。

まねをしていても、していなくても、チックが出てくるときは出てくるものだと考えておいてください。

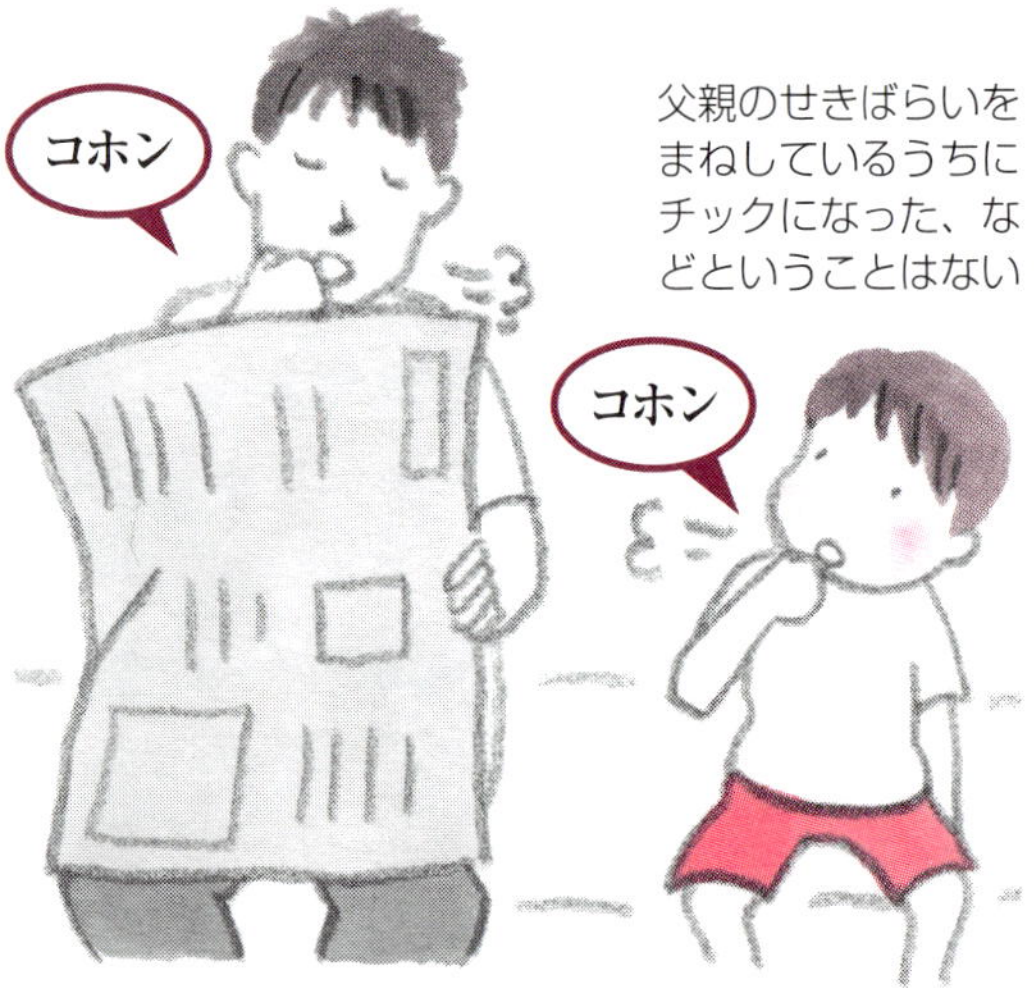

父親のせきばらいをまねしているうちにチックになった、などということはない

4

家族や周囲の人は「温かい無視」を

チックは、わざとしているのではありません。
「やめなさい」と言っても
やめられるものではないのです。
つかず離れず、遠くから見守っていたいものです。

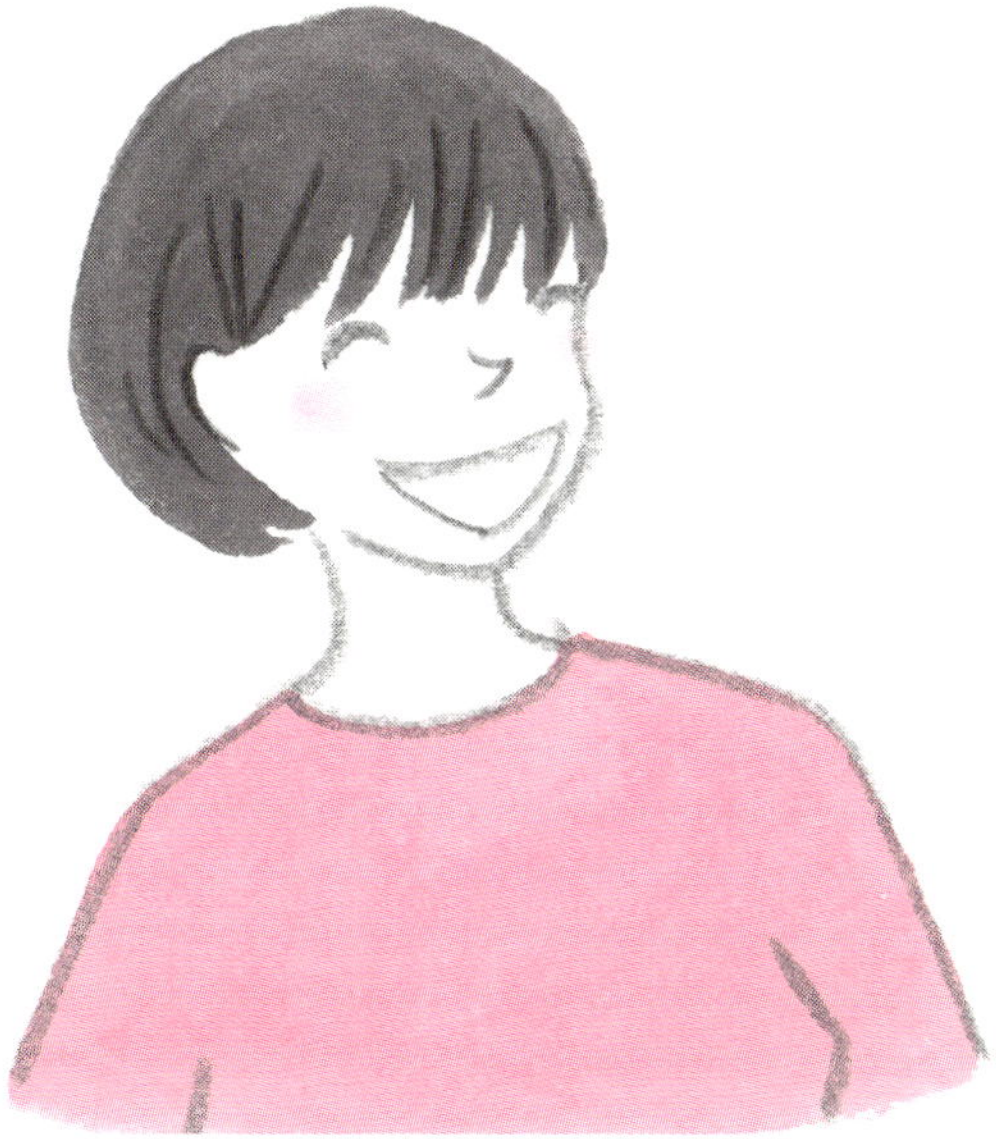

家庭では

まず親や周囲が、ゆったり大きくかまえて

子どものチックは、たいてい一時的なもの。先々の心配をしてもしかたありません。「今はこういう時期なのだな」と、ゆったりかまえていてください。

陥りがちな心理

目立つ言動をくり返すようすを目の当たりにして、親は本人以上に深刻に考えてしまうことが多いものです。

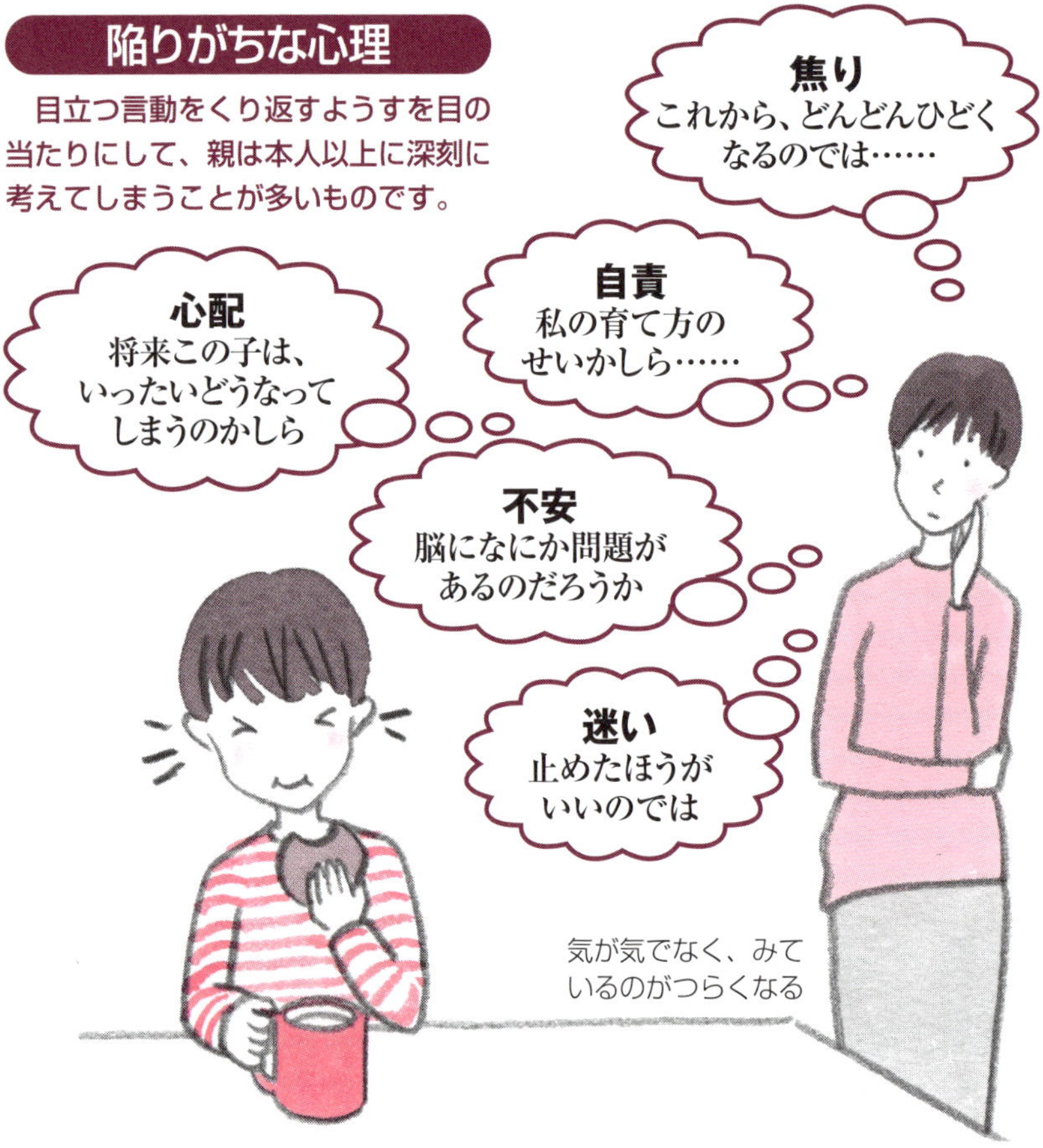

焦り
これから、どんどんひどくなるのでは……
自責
私の育て方のせいかしら……
心配
将来この子は、いったいどうなってしまうのかしら
不安
脳になにか問題があるのだろうか
迷い
止めたほうがいいのでは

気が気でなく、みているのがつらくなる

Q テレビやゲームはやめさせる？

チックの出方はつねに一定というわけではありません。テレビやゲームなどに熱中してワクワクしているときには、ふだんよりチックが激しくなりやすい傾向があります。

だからといって、チックが出やすいというだけで、さまざまな楽しみを制限することもないでしょう。テレビやゲームをやめれば、ほかの時間帯のチックが減少するというわけでもないからです。

もちろん、子どもの生活がテレビばかり、ゲームばかりにかたよっているのなら改善の余地はあります。症状の出方に一喜一憂せず、チックがあってもなくても同じように、節度のある生活を送れるように心がけていきましょう。

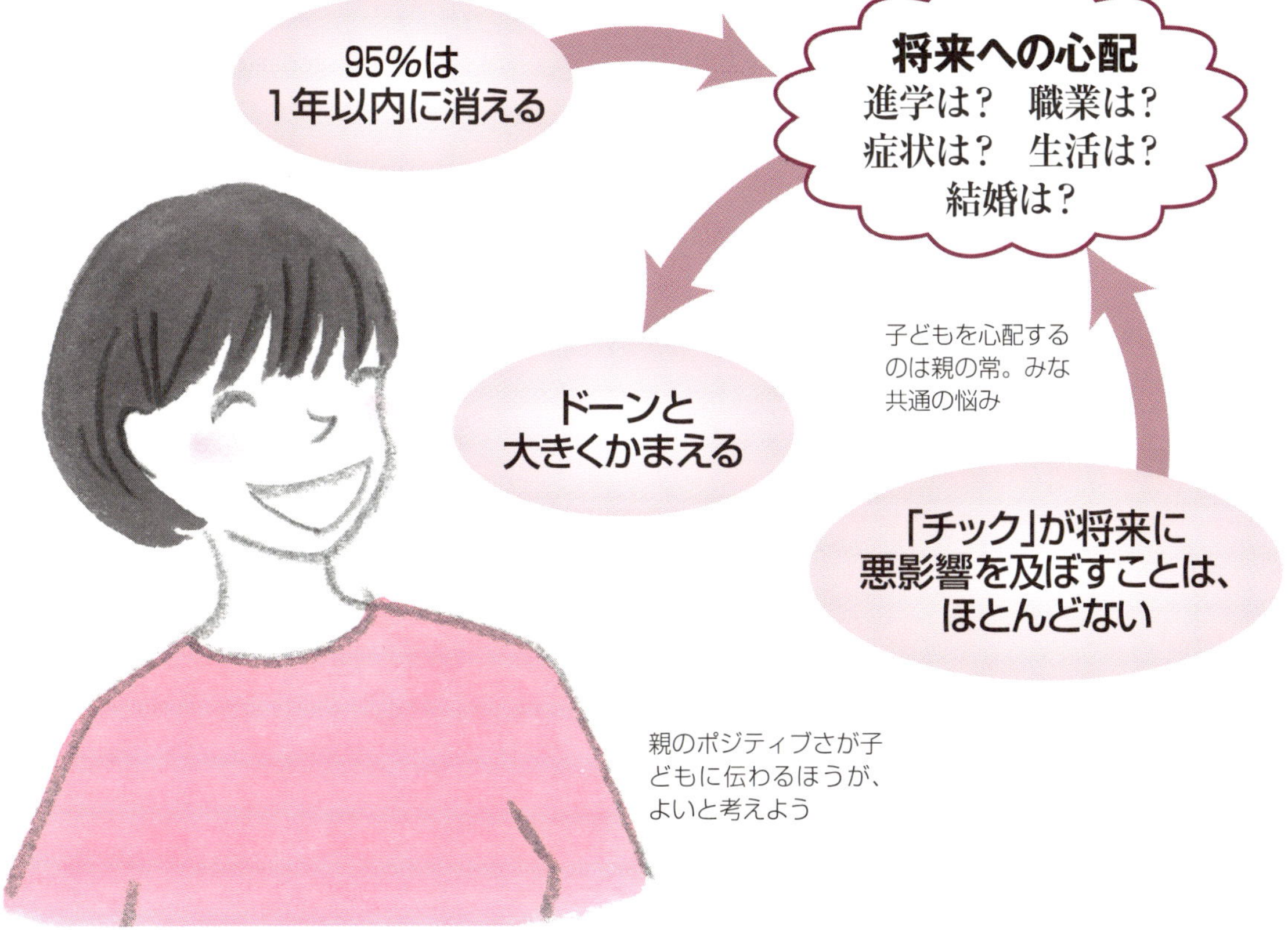
95%は
1年以内に消える
将来への心配
進学は？　職業は？
症状は？　生活は？
結婚は？
ドーンと
大きくかまえる
「チック」が将来に
悪影響を及ぼすことは、
ほとんどない

子どもを心配するのは親の常。みな共通の悩み

親のポジティブさが子どもに伝わるほうが、よいと考えよう

育て方のせいではない自分を責めないで

チックの子を前に、親は、自分が十分にしてやれなかったこと、子どもに干渉しすぎたことなどを思い返しては悩みがちです。

しかし、チックは育て方のせいで起きるものではありません。自分を責める必要はありません。

むしろ、「育て方の失敗」などと、親が思いつめないようにしたいものです。症状の出方は、心理的な要因が、かかわることもあるためです。

ネガティブな感情をぶつけないで

独特な言動のくり返しに、苛立《いらだ》ちを覚えることもあるでしょう。しかし、そうしたネガティブな感情を本人にぶつけるのは、子どもを困らせるだけ。症状を悪化させるおそれもあります。

症状のささいな変化には目をつぶり、「そのうち消える」と、長い目でみるようにしましょう。

家庭では

叱ったり、罰したりするのは逆効果

チックの症状を叱っても、なにもよいことはありません。けれど、特別視するのも考えもの。チック以外のことで叱るべきことは、ビシッと叱ってかまいません。

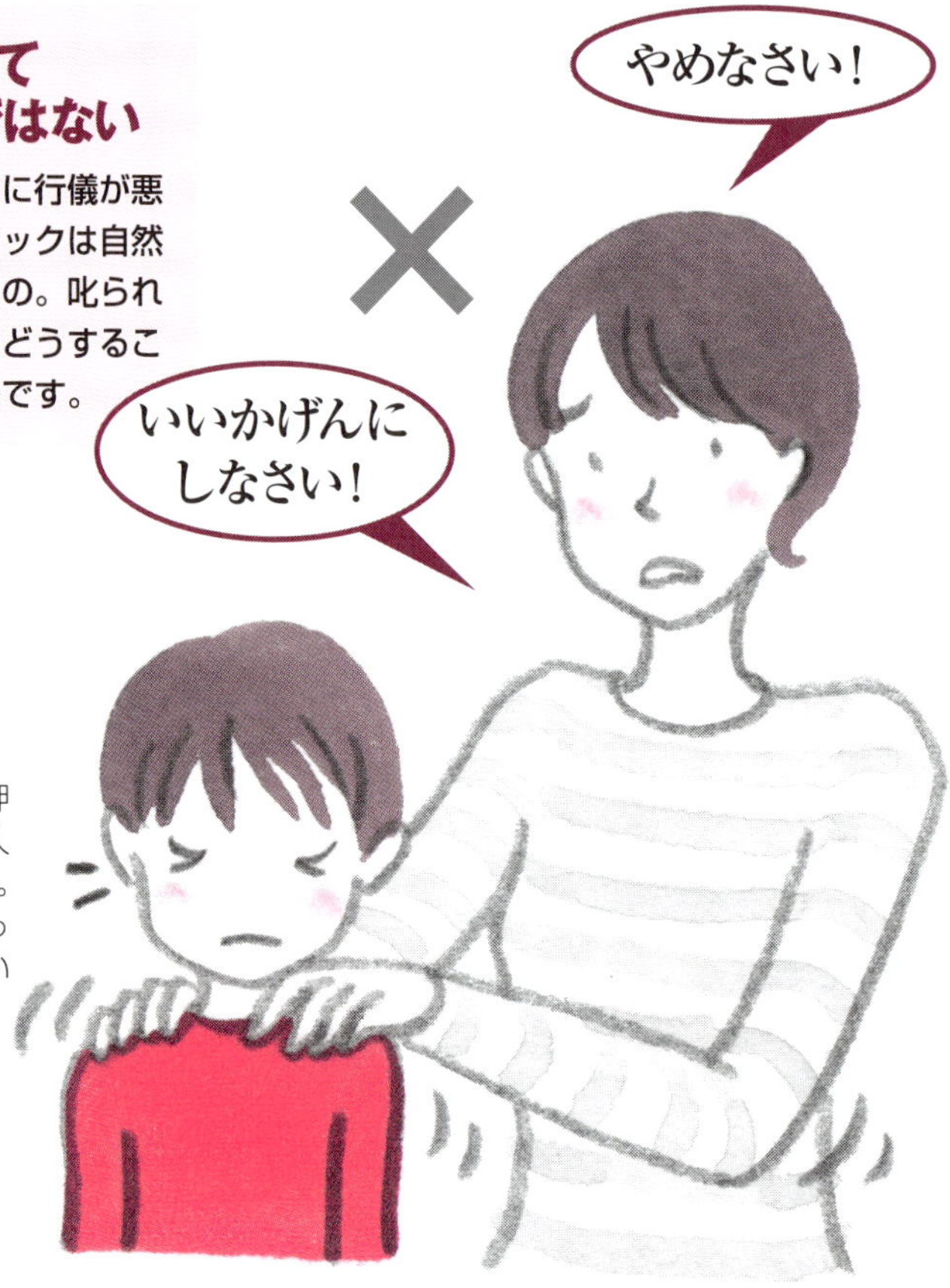

ジャンプする子を押さえつけても、本人の負担になるだけ。やろうと思ってやっているわけではない

わざとやっているわけではない

たとえどんなに行儀が悪くみえても、チックは自然に出てしまうもの。叱られても、自分ではどうすることもできないのです。

チックの症状は特徴のひとつととらえる

意図的にやっているようにみえることがあっても、チックは自分で完全に抑制するのはむずかしいもの。自分ではどうにもならないことを叱られるうちに、子どもは「自分はダメな子」と自尊感情を低下させてしまうおそれがあります。だからといって、「チックのことは、いっさい触れないようにしよう」などと緊張しながら子どもに接するのも不自然です。

大切なのは、チックを子どもの特徴のひとつとして受け止め、過大視しないようにすること。「悪いこと」という扱いでなければ、チックを、ときには親子で話題にしてみるほどでもよいでしょう。

自尊感情を育む

自尊感情は、理解され認められることで育っていきます。子どもが自分を大切に思う気持ちをもてるような接し方をしていきましょう。

理解する
チックやトゥレット症候群について、正しく理解する

↓

受け入れる
チックも、その子の個性のひとつと考えられる

↓

認める
その子自身を認め、よくみるようにする

↓

ほめる
今まで気づかなかったよい点をみつけたら、ほめる

えらいね

自分で変えられることなら納得する

症状以外の言動は、自分で変えられます。自分のしたことに非があるとわかれば、本人も叱られることに納得するでしょう。

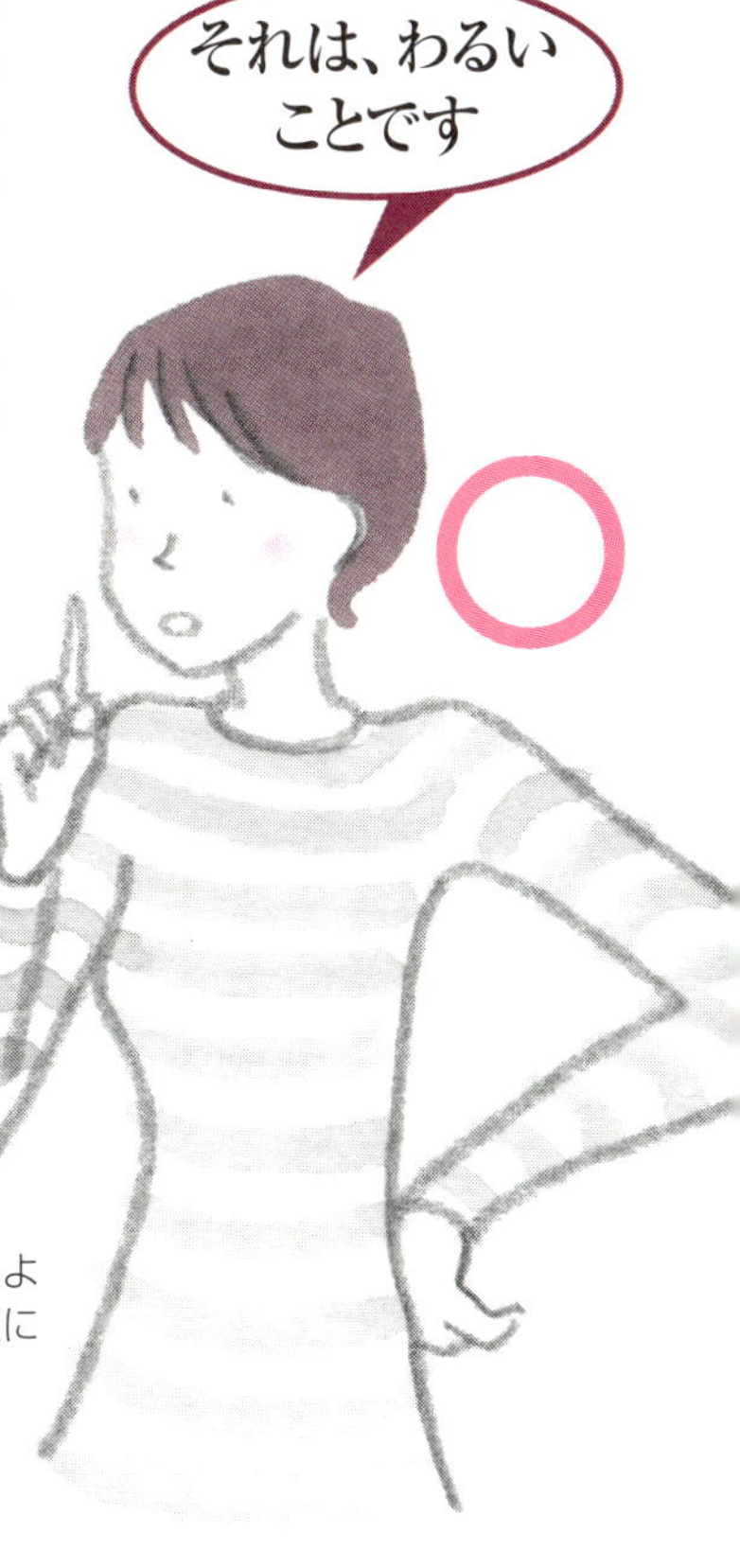
それは、わるいことです
○

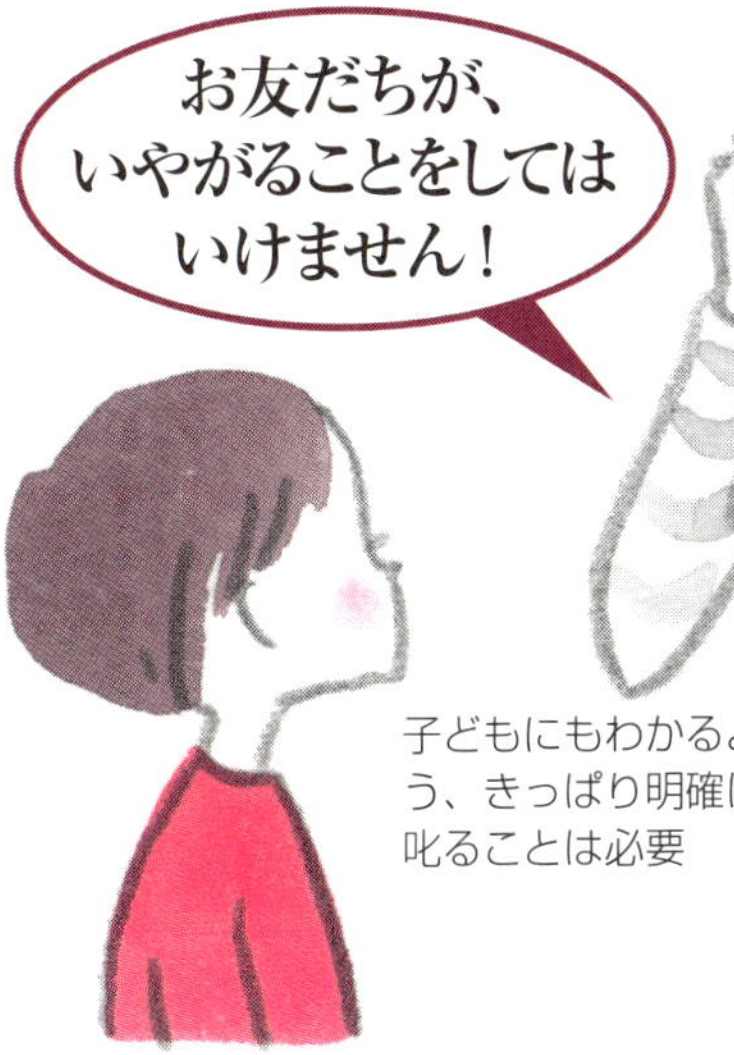
お友だちが、いやがることをしてはいけません！

子どもにもわかるよう、きっぱり明確に叱ることは必要

生活のなかで叱るべきことは叱る

チック以外のことについては、叱るべきことがあれば、きちんと叱ってください。

子どもは親の感情に敏感です。厳しく叱られると、動揺して一時的にチックが増えることはありますが、すぐに元に戻ります。そのために、チックが長引くようになることもありません。

はれものにさわるような扱いは、かえって子どもを傷つけます。チックがあってもなくても同じように接していくことが大切なのです。

学校では

通常学級か特別支援学級か相談を

一〜二種類のチックがあるだけなら、学校生活に特別な配慮は必要ないでしょう。しかし、自閉症スペクトラムなどを伴う場合には、進学先の検討が必要です。

友だちに対して

級友などに、チックを不審に思われないように、自分から説明してしまうのもひとつの方法です。

自然に受け入れられる

止めたくても止まらず、本人も困っていることがわかれば、「わざとではないんだ」と納得し、受け入れる子が大半

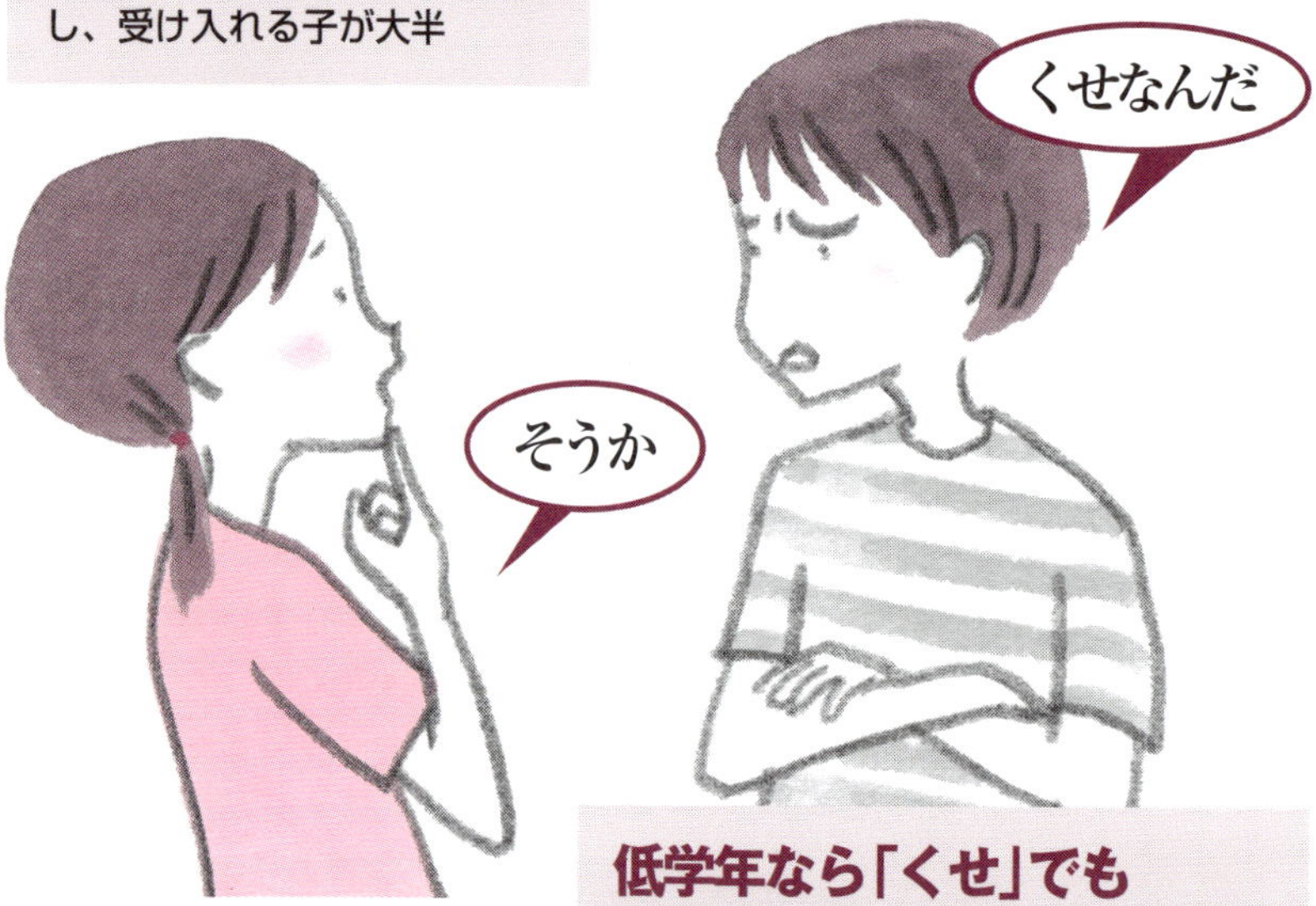

子どもどうしでわかり合えるとよい

低学年なら「くせ」でも

小学校の低学年のうちは、くせといってもよい。高学年以上になれば、少しくわしく説明してもわかってもらえる

Q 教師には、いつどのように言うか

学校では家にいるときほど症状が出ていないことも多く、単純性チックだけなら、とくに教師に特別な配慮を求める必要はないかもしれません。

ある調査では、ほとんどの教師が、チックのある児童を受け持った経験があると答えています。大半の教師は、チックに対して「わざとではない」「一時的なもの」と理解しているはずです。

ただ、チックの症状が激しかったり、自閉症スペクトラムの併存もある場合には、親と教師が連携し、対応を考えていくほうがよいでしょう。

また、症状は軽くても、チックがあることで、ほかの児童とのかかわりなどが心配であれば、率直に相談してみるとよいでしょう。

単純チックだけなら通常学級でよい

チックがあっても、多くは一〜二種類の単純性チックで、やがては消えていくことが予想されます。ですから、単にチックがあるというだけなら、通常学級に進学・在籍することになります。

併存症によっては特別支援教育などを検討

チックの程度が重く、自傷やほかの子への暴力などがみられる場合や、自閉症スペクトラムなどの併存症がある場合などは、より適切なサポートを受けられる学びの場はないか、検討していきます。

一人ひとりの子どものニーズに合わせた教育をしていくために始まった特別支援教育の制度のもと、下記のようなさまざまな形態の学びの場が用意されています。

進路決定にあたっては、居住地の自治体や教育委員会で実施している就学相談などを利用するとよいでしょう。

特別支援学校

盲学校、聾《ろう》学校、養護学校をまとめた教育機関であり、専門性の高い障害児教育の場。障害をもつ子が学習面や生活面の困難を乗り越え、自立をはかっていくことを目的に、幼稚園、小学校、中学校、高等学校に準じた教育をおこなっています。チックだけでなく、知的障害などを伴う場合には、選択肢のひとつになります。

通級教室

特別な支援を必要とする子どもたちが、通常学級に在籍しながら週1〜8時間通う学びの場。ＬＤ、ＡＤＨＤ、自閉症スペクトラムなどの合併があり、通常学級の授業だけでは十分に理解が進まない場合などは、学習の補充を目的に各自の特性に合わせた指導をおこなっていきます。自校に通級教室がない場合は、通級の時間だけ、他校に通います。

特別支援学級

比較的障害の軽い子どものために、小・中学校に障害の種別ごとに置かれている少人数の学級（上限は8人）です。対象となるのは、知的障害、肢体不自由、病弱・身体虚弱、弱視、難聴、言語障害、情緒障害がある子どもたちです。ADHD、自閉症などの子も、情緒障害として特別支援学級に通うことができます。

訪問教育

障害が重いため通学できない子どもに対しては、特別支援学校の教員が家庭や施設、病院などに出向いて指導する訪問教育をおこなっています。指導時間は、1人につき週3回、6時間程度。指導内容は子どもの状況に応じて決められます。トゥレット症候群で、症状が激しく、学校に通えない時期などに検討するとよいでしょう。

学校では

二次障害に結びつく「いじめ」は早期発見を

「チックがあると、いじめられやすい」などということはありません。ただ、子どもが気持ちよく学校生活を送れるよう、目配りしていく必要はあります。

チックが理由のいじめは少ない

人目を引く言動ゆえに、いじめの標的にされるのではないかと心配する声が多く聞かれますが、チックそのものを執拗《しつよう》にからかわれたり、いじめるネタにされたりすることは多くはないようです。

執拗なからかいや、いじめが続く場合には、チック以外のところで、なにか子どもどうしの関係がうまくいかない原因があるかもしれません。

友だちとの関係に悩んでいる様子があれば、早めの対応を心がけましょう。本人は「チックのせいでうまくいかない」と思い込み、「自分なんかダメだ」と自己評価を下げてしまうおそれもあります。

本人が登校をいやがる

チックをからかわれたり、まねされたりして、いやな思いをする

友だちにサラッという

「これ、くせだからしょうがない」「止めたいけど、どうしようもなくて自分も困っているんだ」などと話しておく

親子とも気にしない

相手にしなければ、やがてからかいはやむもの。なかなかむずかしいだろうが、気にしないのがいちばん

本人によく説明する

チックは自然に出てしまうもので、本人になんの落ち度もないこと、いつかは消えていくことなどを話し、安心させる

教師に伝えておく

チックのために目立つ言動があるが、わざとではないこと、からかわれて困っていることなど、子どもの状況を伝える

教師も理解を

教師がチックについて理解し、子どもたちにも理解を促す働きかけをおこなうことで、教室の雰囲気は一変する。逆に、教師が「うるさい」などという態度をとると、からかいが増すおそれがある

他児からのからかい

軽い気持ちのからかいでも、本人は深刻ないじめと受け取りかねない

↓

子どものつらい気持ちを受け止め、担任教師などと相談。本人の了解をとったうえで、他児への説明・指導をおこなう

症状がひどくて行けない

飛びはねるなどのチックで、じっと座っていられない、歩けないなどの症状があり、物理的に登校しにくい

↓

原因に応じて改善策をはかる。激しいチックは薬物療法で抑えられることもある。訪問教育の活用も検討する

トゥレット症候群で不登校になったら

学校に行きたがらなくなるのは、多くの場合、さまざまな理由が絡み合っています。

他児の迷惑に？

周囲の目が気になり、学校で過剰に気を遣うために疲れきってしまう

↓

本人が過度に緊張せずに過ごせるよう、学校での受け入れ態勢の改善をはかる。薬物療法による症状の抑制も検討する

避難所をつくっておいてもらう

強い症状がある時期には、机をバンバンたたいてしまう、椅子がガタガタ鳴るほど体がバウンドしてしまう、奇声を発したり、汚言が出てしまったりするなど、授業の妨げになるような物音を立ててしまうこともあります。

あらかじめ教師と相談し、保健室など、症状が激しくなってきたときに駆け込める避難場所を決めておきましょう。

症状を抑える薬によって、眠気が増す場合もあります。そんなときも、空き教室や保健室などを避難所として決めておき、一時的に休養してよいことにしておけば、子どもは安心して登校できるようになるでしょう。

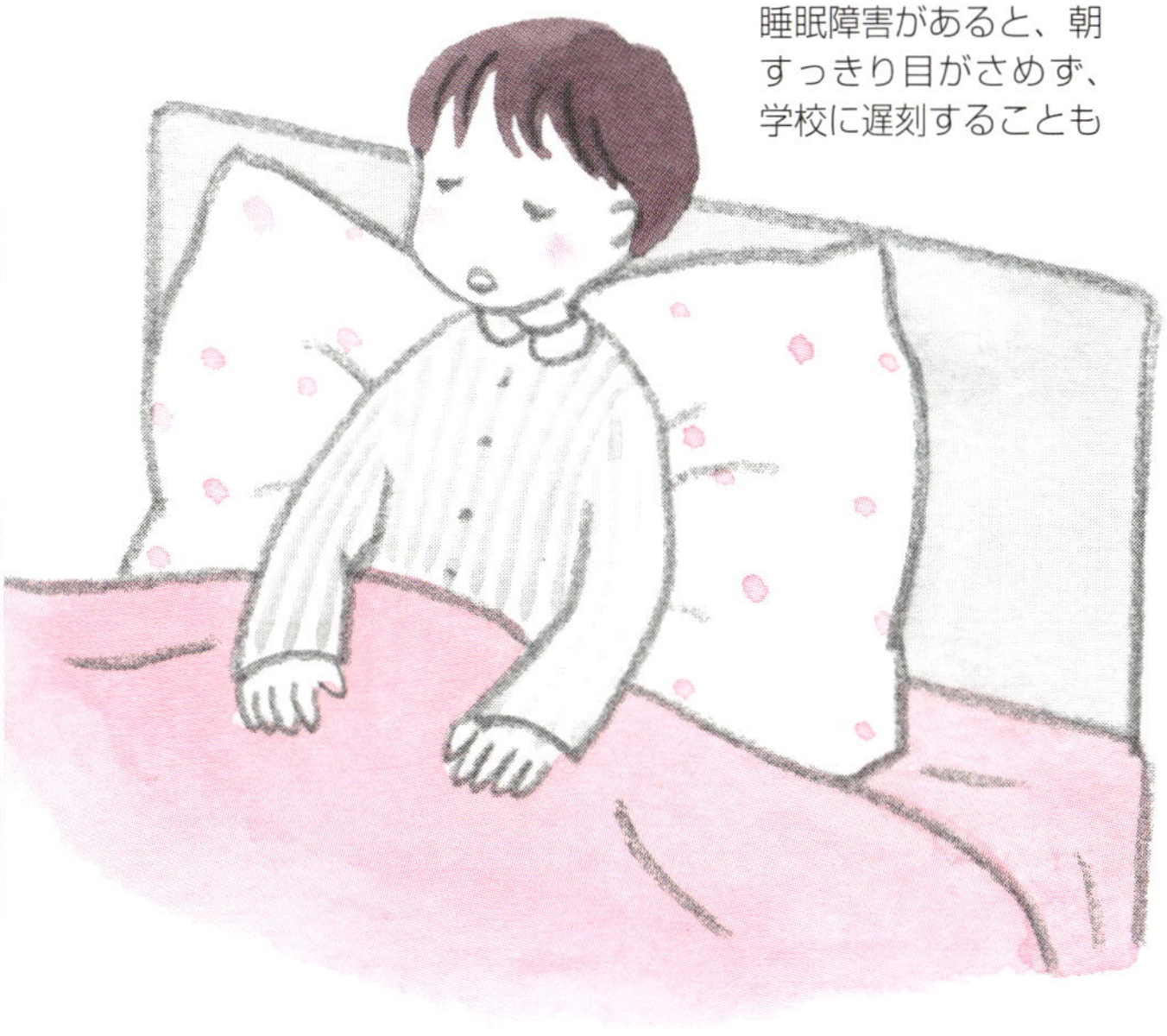

睡眠障害があると、朝すっきり目がさめず、学校に遅刻することも

対応法

パニックを起こさないよう予定を明確に

「こだわり」が強い傾向のある子は、自分の思ったとおりにいかないと、パニックを起こしてしまうことも。パニックの予防・対応のしかたを心得ておきましょう。

変更についていかれない

予定が急に変わると、
どうすればよいかわからず、
不安が高まってしまう

怒りやすい特性がある

トゥレット症候群では、
ささいなことでキレた状態に
なる場合がある

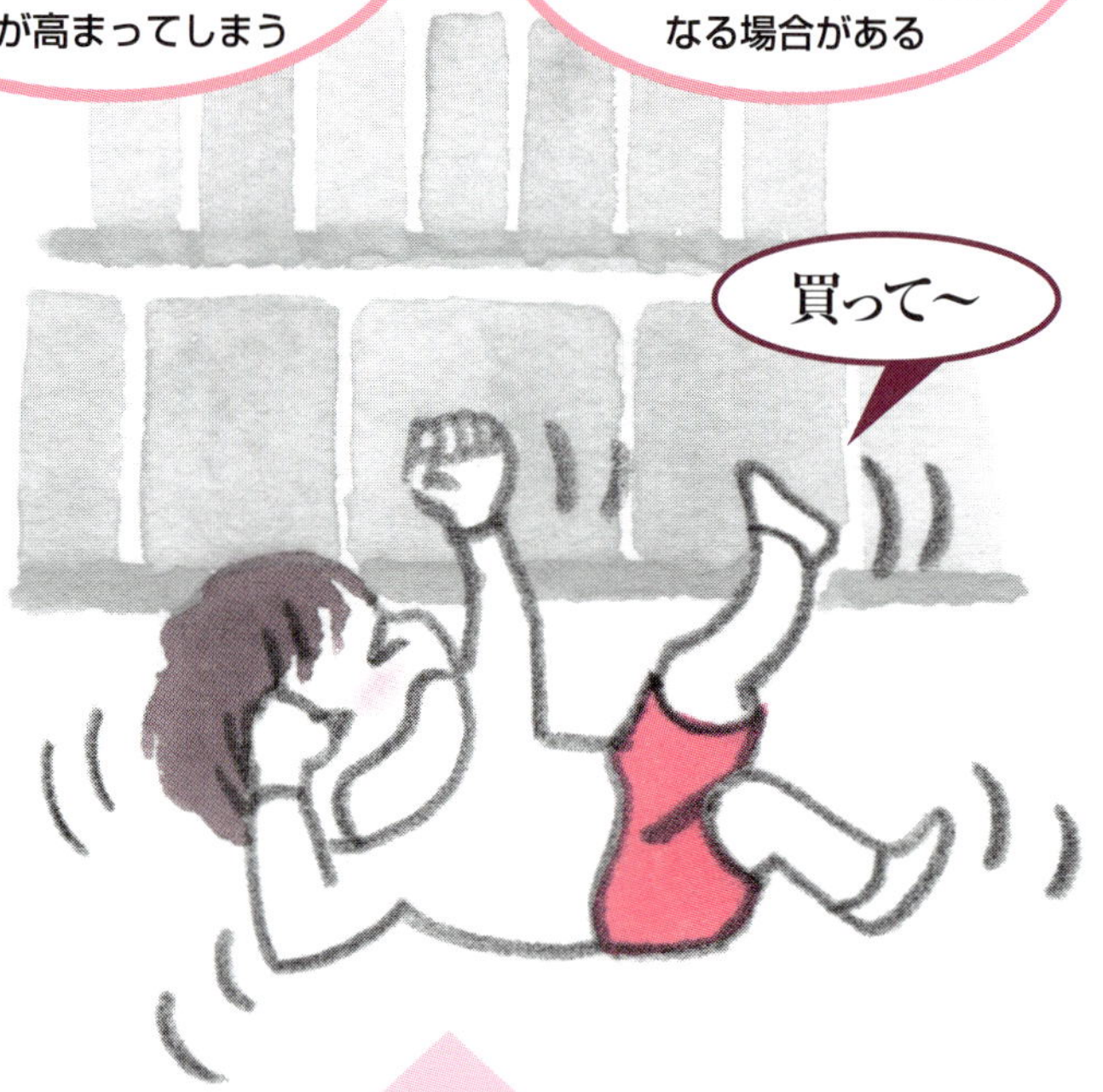

予防しておきたい

予定を明確に

パニックを起こしやすい
状況をさけるために、
予定は明示しておく。
予定を変更する場合は、
事前に十分な時間を
かけて納得させる

無理な要求はのまない

いくら本人が騒いでも、
いったん決めたことは変えない。
「騒げばこだわりがそのまま
通る」と思わせない
ようにする

必要なことは予定を変えない

重いチックの症状がある子は、パニックを起こしやすい傾向があります。パニックは、子どもの不安の表れです。急にいつもと違うことを要求するなど、子どもの不安を高めるような状況はなるべくつくらないようにしましょう。

とはいえ、なんでも子どもの言いなりになるのも問題です。どんなに激しく泣き叫ぼうが、大人は冷静に。必要なことであれば決めたとおりに実行していきたいものです。

ADHDなどの合併も考える

チックがあるからといって、みながみなパニックを起こしやすいわけではありません。たびたびパニックを起こす子には、ADHDや自閉症スペクトラムなどが合併している可能性もあります。そうであれば、医療機関を受診するなど、併存症への対応も必要です。

その場の対応

予防を心がけていても、つねにうまくいくとはかぎりません。パニックが起きたら落ち着いて対処を。周囲が冷静さを保つことで、本人も落ち着きを取り戻しやすくなります。

○ クールダウンさせる

落ち着ける場所を確保し、
本人がこころの混乱を整理できるだけの
時間を与えたうえで、冷静に見守る。
どんなに子どもが騒いでも、
子どもの言いなりにはならず、
決めたことは実行する
姿勢を保つ

× 無理やり抑える、大声で止める

「うるさいっ！」と怒鳴ったり、
無理やり止めようとしたりすると、
ますます激しいパニックになりがち。
また、「言うことをきかせるには、
怒鳴ったり力で押さえつけたり
すればよい」と思わせて
しまうおそれもある

落ち着いたら、自己コントロールできたことをほめる

子どもが落ち着きを取り戻したら、「よくがまんできたね」などと、十分にほめる。自分で自分をコントロールできたことに気づかせ、それをほめることで、変化を受け入れることに対する自信を養っていく

対応法 こだわりのすべてを否定しない

トゥレット症候群のように重いチックがある子は、とりわけ強いこだわりをもつことがあります。周囲は、「そのこだわりに、こだわらない」ように心がけましょう。

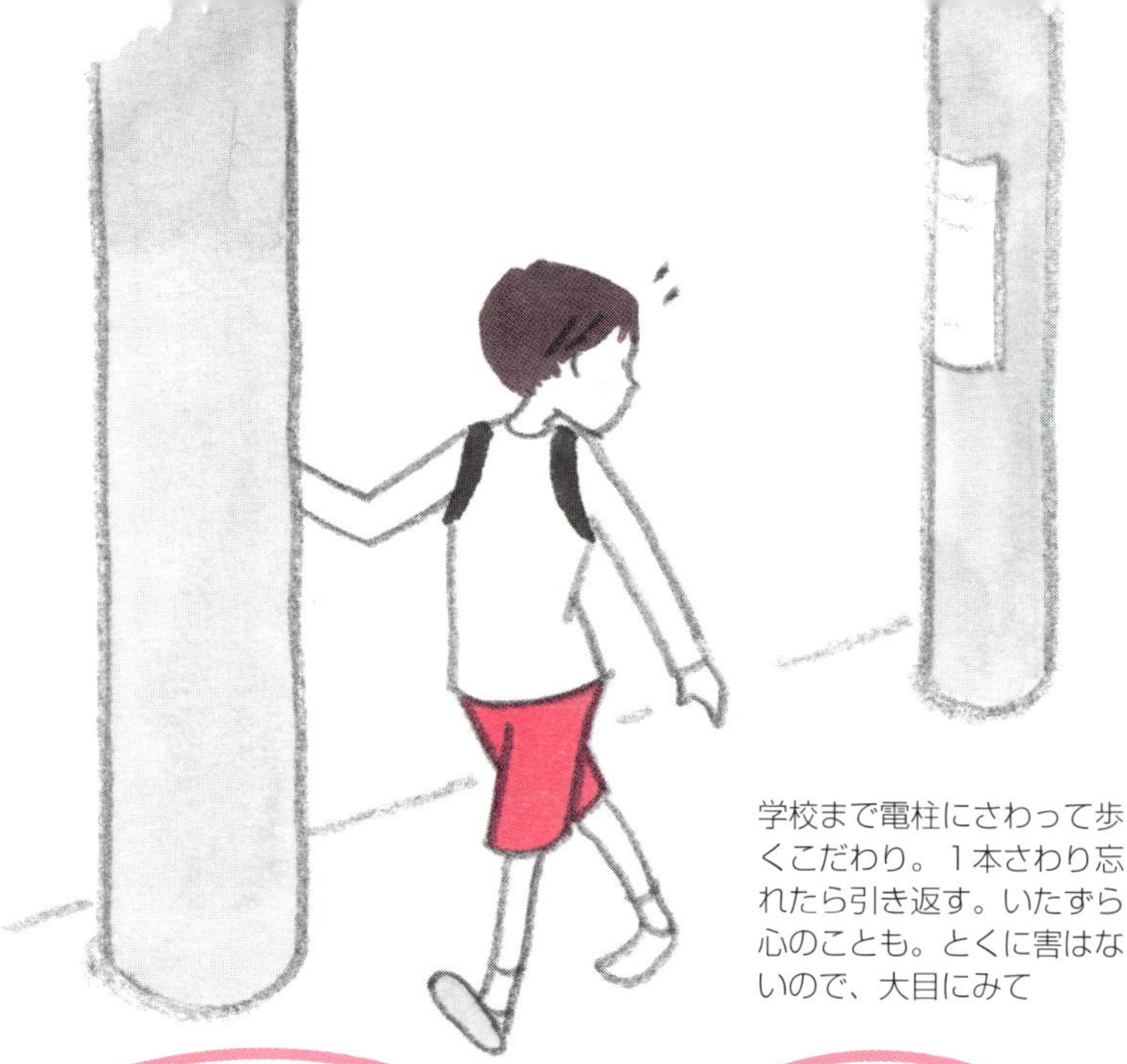

学校まで電柱にさわって歩くこだわり。1本さわり忘れたら引き返す。いたずら心のことも。とくに害はないので、大目にみて

ものや人、順番や数にこだわる

自分なりのルールがあり、それを厳格に守らずにはいられない

不安の裏返し

こだわりはお守りのようなもの。それが崩れると不安になってしまう

Q 「こだわり」のある子は自閉症スペクトラム？

たしかに「こだわり」の強さは自閉症スペクトラムの症状のひとつにあげられます。行動や興味の対象が限定されていることが多く、いつまでも、同じことをやり続けることがしばしばあります。

ただし、こだわりが強ければ、それだけで判断できるわけではありません。ADHDをもつ子も、強いこだわりを示す傾向がありま す。また、こだわりに似た思考や行動のパターンを示す症状として、強迫症状があります。

こだわりを生む背景になにがあるのかによって、対応法は違いますが、日常生活に大きな支障がないかぎり、ある程度のこだわりは受け入れていくのが無理のない姿勢でしょう。

なにかの体験がもとになっていることも

子どもが示すこだわりの多くは、周囲の大人にとっては不可解に思えることが多いものです。とりわけ、トゥレット症候群のように重いチックのある子は、無意味と思えるようなことにこだわり、そのために生活しにくくなってしまうことがあります。

ただ、不可解、無意味と思えても、じつは以前の体験が下地になっていることもあります。本人は「こうしなければダメだ」と思い込んでいるのです。

ある程度は受容する

頭ごなしに「バカバカしいからそんなことはやめなさい」と言っても、こだわりを減らすことにはつながりません。

また、ものごとにこだわれる個性は長所でもあります。ある程度はこだわりを受容し、本人にまかせておけばよいでしょう。

その場の対応

こだわりがあってダメということではありません。問題はこだわりの程度です。こだわりのために生活しにくくなっているかどうかを考えながら、対応していきます。

ある程度は目をつぶる

とくに生活に支障が出ている、
家族に自分のこだわりを強要する、
などといったことがなければ、本人の
こだわりを頭ごなしに否定はしない。
こだわりがあるということに
こだわらず、本人の好きなように
まかせておけばよい

こだわるものをすべて一掃しない

生活上、問題があるようなら、
こだわりの対象を減らしていくことを
考える。その場合も、こだわりを
全部なくそうとはしない。
お守りとして、「これがあれば
（こうすれば）安心」というものを、
ひとつ残しておくとよい

母親ひとりでかかえこまない

子どものこだわりに、母親ひとりで対応していくのはたいへん。うんざりした気持ちが子どもに伝わり、子どもの不安を高めてしまうおそれもある。家族など、周囲の人みんなで基本方針を確認し、対応していくようにする

対応法

子どもの強迫観念には、大人は冷静に

チックが重症化した子にみられる強いこだわりは、強迫観念、強迫行為につながることもあります。強迫性障害の合併と考えられる場合の、対応法をみていきましょう。

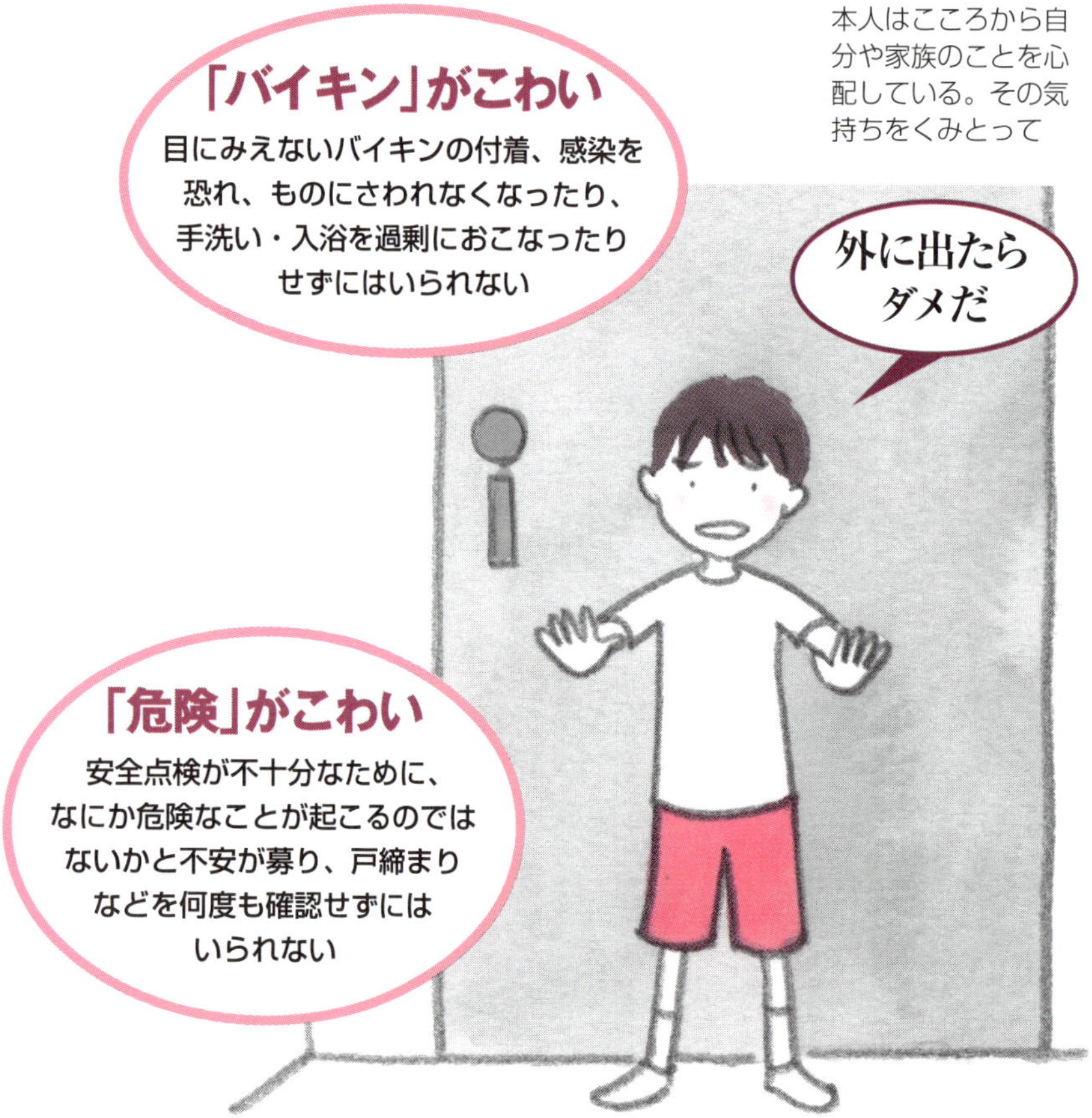
本人はこころから自分や家族のことを心配している。その気持ちをくみとって
「バイキン」がこわい
目にみえないバイキンの付着、感染を恐れ、ものにさわれなくなったり、手洗い・入浴を過剰におこなったりせずにはいられない
外に出たらダメだ
「危険」がこわい
安全点検が不十分なために、なにか危険なことが起こるのではないかと不安が募り、戸締まりなどを何度も確認せずにはいられない

医師から説明してもらうのも一方法

バイキンをこわがる場合、「石けんで手を洗えば、バイキンはほとんどいなくなるよ」「洗いすぎて肌がガサガサになってしまうと、かえってよくないよ」などといくら家族が説得しても、本人は聞く耳をもたないことがあります。

そんなときは、医師から理論的に説明してもらうのもよいでしょう。内容はこれまで家族に言われてきたことと同じでも、「専門家が言っている」ということで、本人が納得し、行動にあらわれる場合があります。

話をしてもらう医師は、「バイキンの専門家」でなくてもかまいません。子どもの強迫症状のことを理解している児童精神科の医師などに相談してみるとよいでしょう。

気持ちは受け止める

強迫性障害の合併がみられる子どもがこだわり、不安を訴える内容は、過剰なものばかり。不安を払拭するための行動につきあうよう、執拗に要求されれば、家族はうんざりしてしまいます。

けれど、子どもは本気で心配しています。バカバカしいと自分で思っていても、不安でたまりません。子どものつらい気持ちを思いやれば、不安を消し去るためにおこなう強迫行為を、頭ごなしに否定はできないでしょう。

本人がつらいようなら専門医に相談を

しかし、なんらかの行為をして一度は安心を得たように感じても、すぐにまた不安はわき起こってきます。強迫行為を止められず、身の危険が生じたり、本人も苦しんでいたりするようなら治療の考えどき。専門医に相談をしてください。

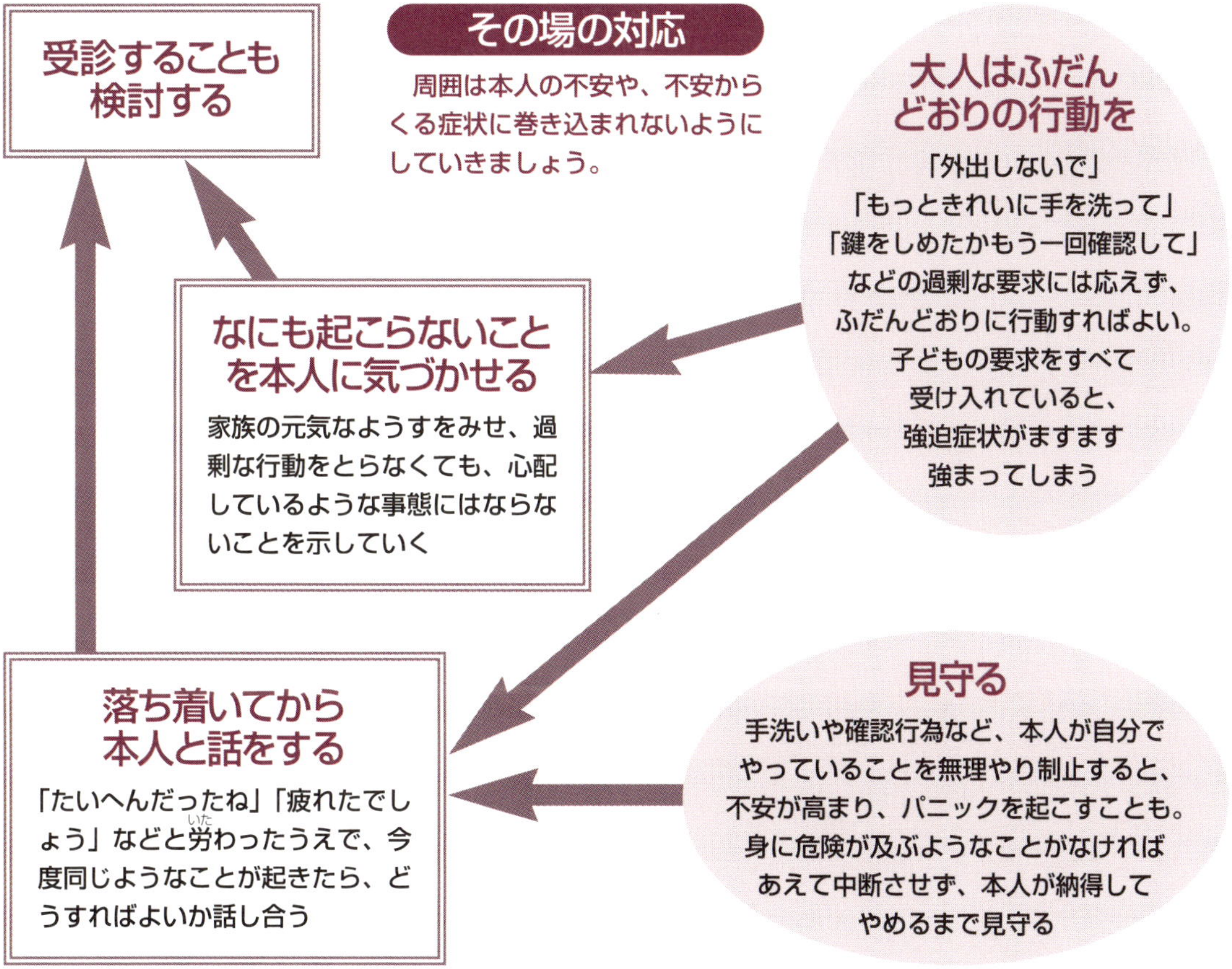
その場の対応
周囲は本人の不安や、不安からくる症状に巻き込まれないようにしていきましょう。
大人はふだんどおりの行動を
「外出しないで」「もっときれいに手を洗って」「鍵をしめたかもう一回確認して」などの過剰な要求には応えず、ふだんどおりに行動すればよい。子どもの要求をすべて受け入れていると、強迫症状がますます強まってしまう
見守る
手洗いや確認行為など、本人が自分でやっていることを無理やり制止すると、不安が高まり、パニックを起こすことも。身に危険が及ぶようなことがなければあえて中断させず、本人が納得してやめるまで見守る
なにも起こらないことを本人に気づかせる
家族の元気なようすをみせ、過剰な行動をとらなくても、心配しているような事態にはならないことを示していく
落ち着いてから本人と話をする
「たいへんだったね」「疲れたでしょう」などと労《いた》わったうえで、今度同じようなことが起きたら、どうすればよいか話し合う
受診することも検討する

対応法

危険な行動をくり返すなら受診を検討

トゥレット症候群の重症例では、危険な行動をくり返すこともあります。もちろん、やりたくてやっているわけではありません。治療を検討したほうがよい状態です。

自傷行為

自分の体を傷つけたり、身に危険が及ぶような行為をくり返したりする

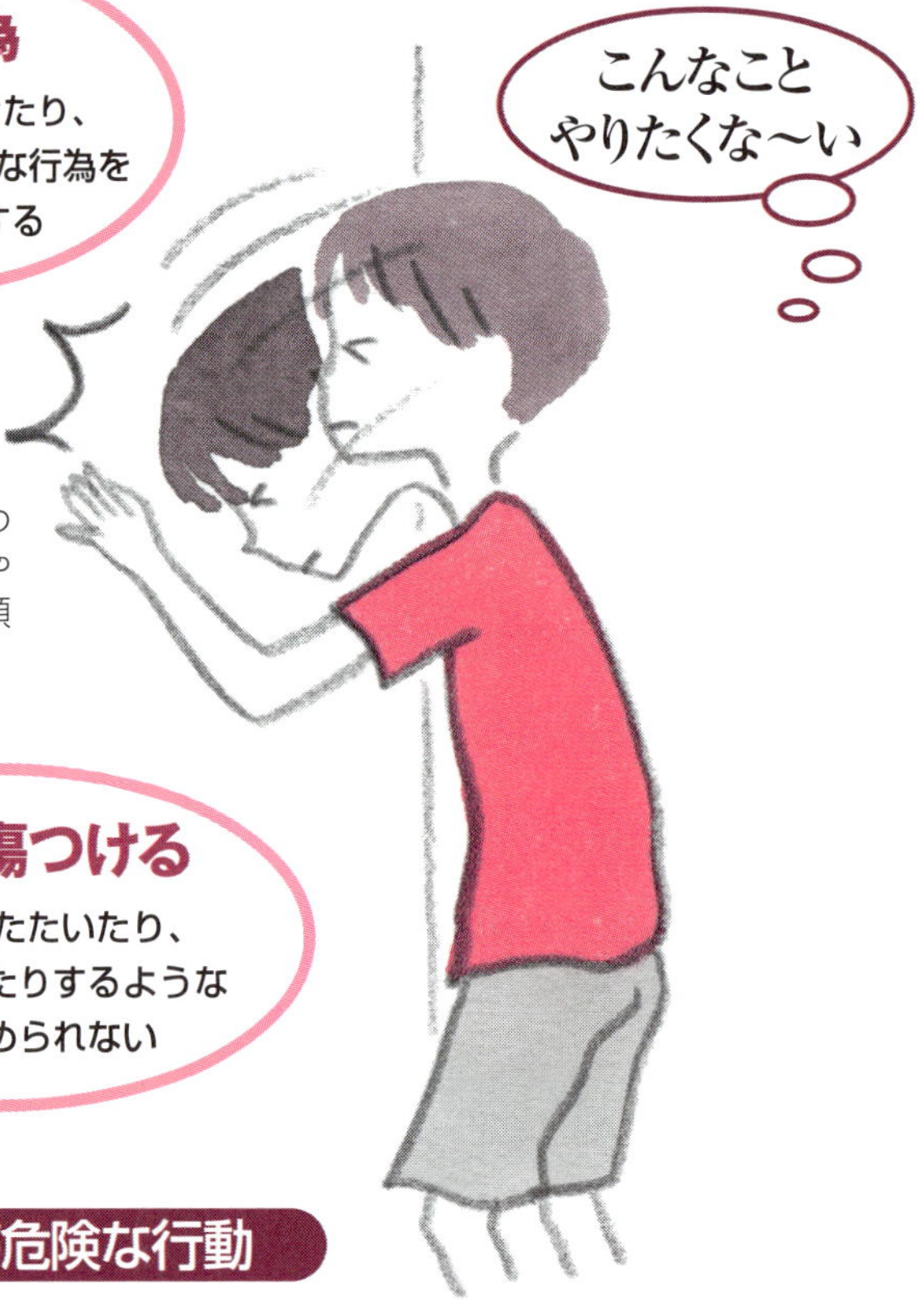

壁に頭をくり返し、うちつける。痛くていやなのにやめられない。強すぎると頭や首を傷める危険がある

他者を傷つける

ほかの人をたたいたり、器物をこわしたりするような行為が止められない

こんなことが危険な行動

- 口の中や舌をかむ
- ペンなどで体を刺す
- 頭や目をたたく
- 自転車に乗っていてハンドルから手を離す
- ひじを机などにうちつける
- 指を反対にそらせ骨折させる
- 友だちをたたくなど、他者への攻撃
- 首を前後に激しく何度もふる
- 器物破損
- ガラスにとびこむ

やりたくないのにやめられない

チックのほとんどは、自分や他人の身に危険が及ぶようなことはありません。チックが複数にわたるトゥレット症候群でもそれは同じです。しかし、症状が長引き、ひどくなっていくと、危険な行動をくり返す場合があります。

本人の意思で止められないのは、ふつうのチックと同様です。「やりたくない、やめよう」と思えば思うほど、やらずにはいられない衝動が高まっていきます。

心身に影響が及ぶ前に

直接制止するだけでは、ますますその行動を意識し、ひどくなっていくおそれがあります。危険を減らす環境をつくるとともに、薬物療法を含めた治療を受け、心身に影響が及ばないような対策が必要です。

その場の対応

身に危険が及ぶような行為は、抱きとめるなどして止めることもやむをえません。ただし、制止すると、ますます激しくなることも。あらかじめ危険を減らす手立てを考えておきましょう。

気持ちをそらす

やらずにいられない衝動を感じたときには、落ち着く音楽を聴いたり、好きなことに取り組んだりするなど、気持ちをそらす方法を身につける。より危険の少ない、別の動きに変えられないか、本人と話し合う

本人の気持ちを聞く

危険なことをしているときはどんな気持ちなのか、本人に確認してみる。「やりたくないのにやらずにはいられない」のなら、苦しさに共感を示すことが本人の安心につながる。苛立《いらだ》ちを解消するための行為なら、別の発散方法を探ることが必要

危険な環境をさける

どんなときに危険な行動が起こりやすいのかを振り返り、行動を誘発するようなものを隠したり、ケガをしないようなものに変えたりする。自傷が激しい時期には、ヘッドギアやゴーグル、マウスピースなどの装着が必要な場合もある

治療することを検討する

COLUMN

子どもの個性をポジティブにとらえよう

こうみればポジティブ！		こうみるとネガティブ！
きちょうめん、まじめ	↔	こだわりやすい
動作も頭の回転も速い	↔	衝動的な言動
エネルギッシュで元気いっぱい	↔	じっとしていない
素直で人に好かれる	↔	子どもっぽい
繊細なこころをもっている	↔	不安が強い

ものごとはなんでも裏表からみられる

チックのある子、チックにともなってさまざまな併存症のある子は、それぞれに個性的な面があるものです。親にとっては心配でしかたないかもしれません。ときにはうとましく思えるような個性かもしれません。

けれど、ものごとはなんでも、別の面からみればまったく違ったものにみえるもの。子どもの個性も同じです。

たとえば「こだわりが強くて困る子」は、「ひとつのことに集中し、究められる能力をもっている子」という見方もできるのです。

ポジティブ思考なら、自然に笑顔が出る。母親の笑顔がいちばん大事

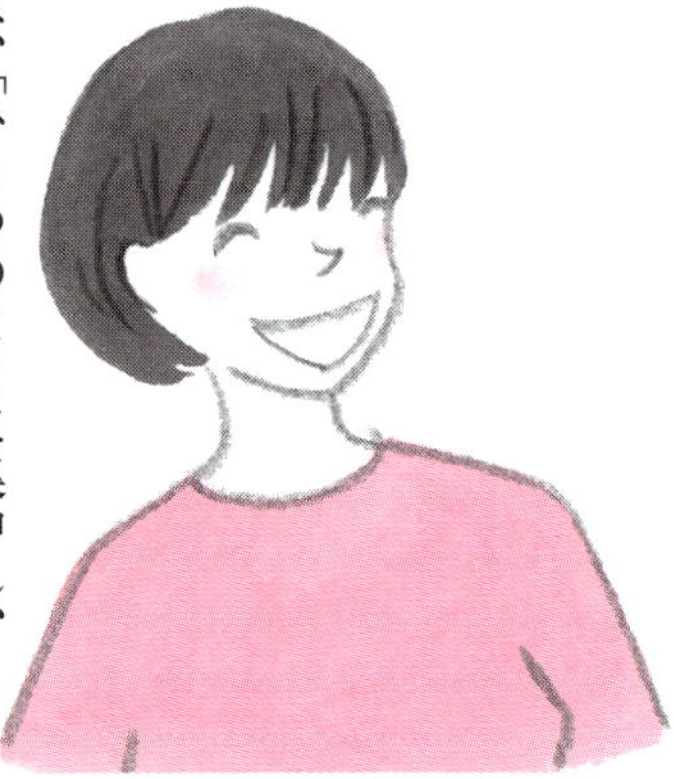

親の心理状態が子どもに伝わる

チックは親の育て方が原因で起こるものではありません。ただ、親の心理状態は、顔に出さないつもりでも子どもには伝わってしまうもの。不安やイライラ、緊張した気持ちのままで接していると、子どももそれを察知し、不安が高まってしまいます。

親がポジティブな気持ちで、どんとかまえていれば、子どもは安心感を得られるもの。長い目でみれば、症状の安定化にもつながっていくことでしょう。

5

ようすをみながら治療法を考える

子どものチックになんらかの治療が必要かどうかは、
しばらく経過をみたうえで決めていきます。
考慮すべきは「本人の困り度」です。

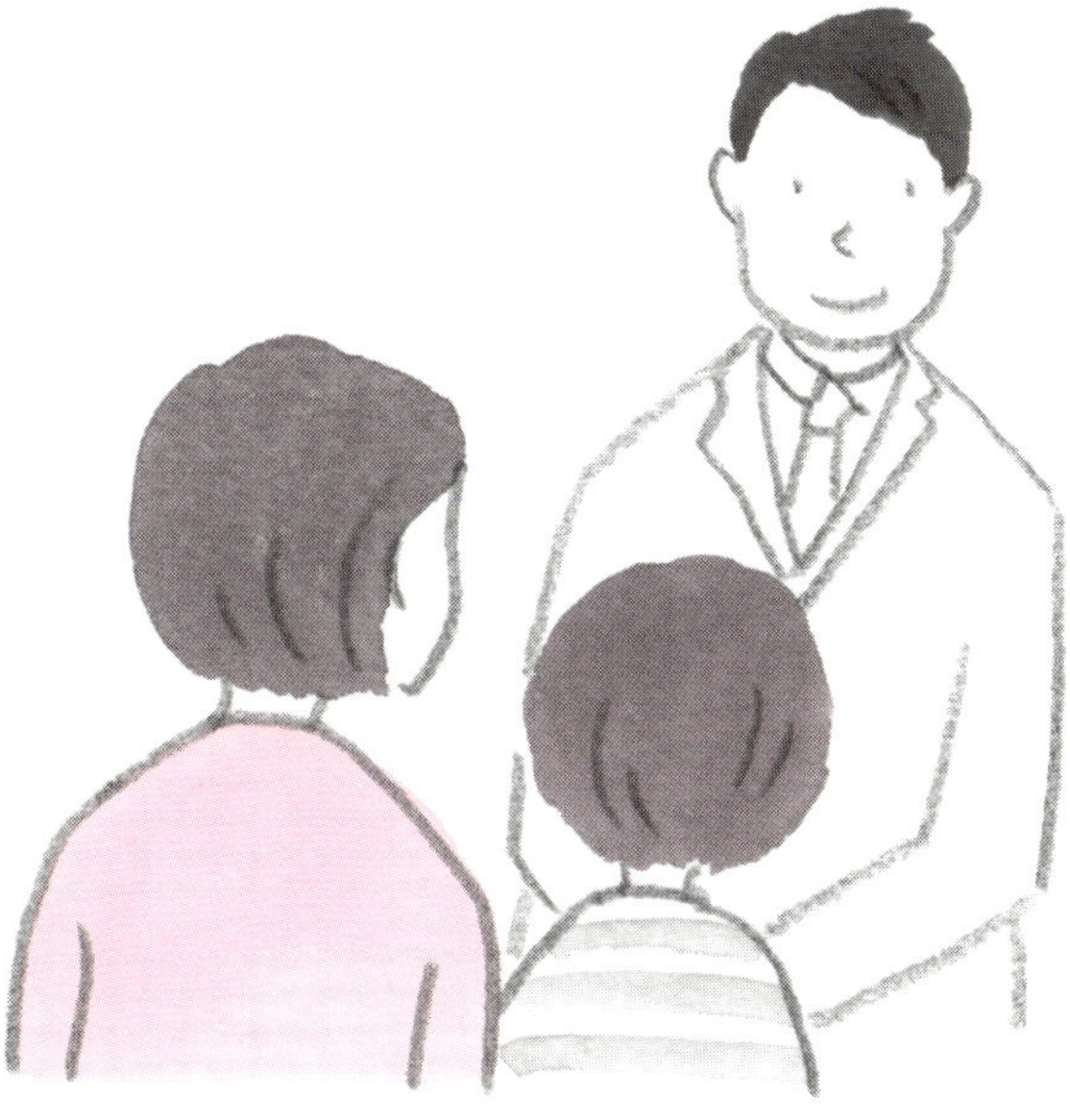

受診

本人の「困り度」によって受診する

チックがあるからといって、必ずしも受診が必要なわけではありません。しかし、チックのために生活上、不便なことがあるなら、気軽に相談に行ってみましょう。

幼児期には親のほうが「心配」する

子どもにチックがあらわれはじめたとき、「ストレスはなにか」「友だちにからかわれるのでは」などと心配するのは親のほう。低年齢の場合、当の本人は、たとえ症状を自覚していたとしても、とくに気にしたようすはないのが一般的です。まわりの子も症状に頓着《とんちゃく》しないことが多いようです。

本人は音声チックのほうが困っている

受診を考えるめやすは、症状が続いている期間より、どれだけ生活上、困ったことがあるかです。

運動性チックは周囲も「くせ」と受け入れやすい傾向があります。また、症状が長引いても、まばたきだけなど、じょじょに目立たなくなることが多いのです。

一方、音声チックは「うるさい」と思われたり、本人も困っていたりすることが少なくありません。大きな声がくり返し出るようなら相談してみるとよいでしょう。

年代別、親の相談

子どもの年代によって、親が心配する内容は変化します。

幼児期

「チックやトゥレット症候群は、健康に育っていないことのあらわれでは」などと、発達に関する悩みをもつことが多い

学童期

「学校生活で、チックのある子の言動が問題になっている」「いじめが心配」など、集団のなかで明らかになる問題が中心に

思春期以降

攻撃性の高まりや、強迫症状などに対する対処法。症状が残存した場合には、生活のしにくさや遺伝の問題などもあがってくる

日常生活で困ること

チックがあるために、本人も困っている場合があります。生活上、問題になるようなことがあれば、治療を考えましょう。

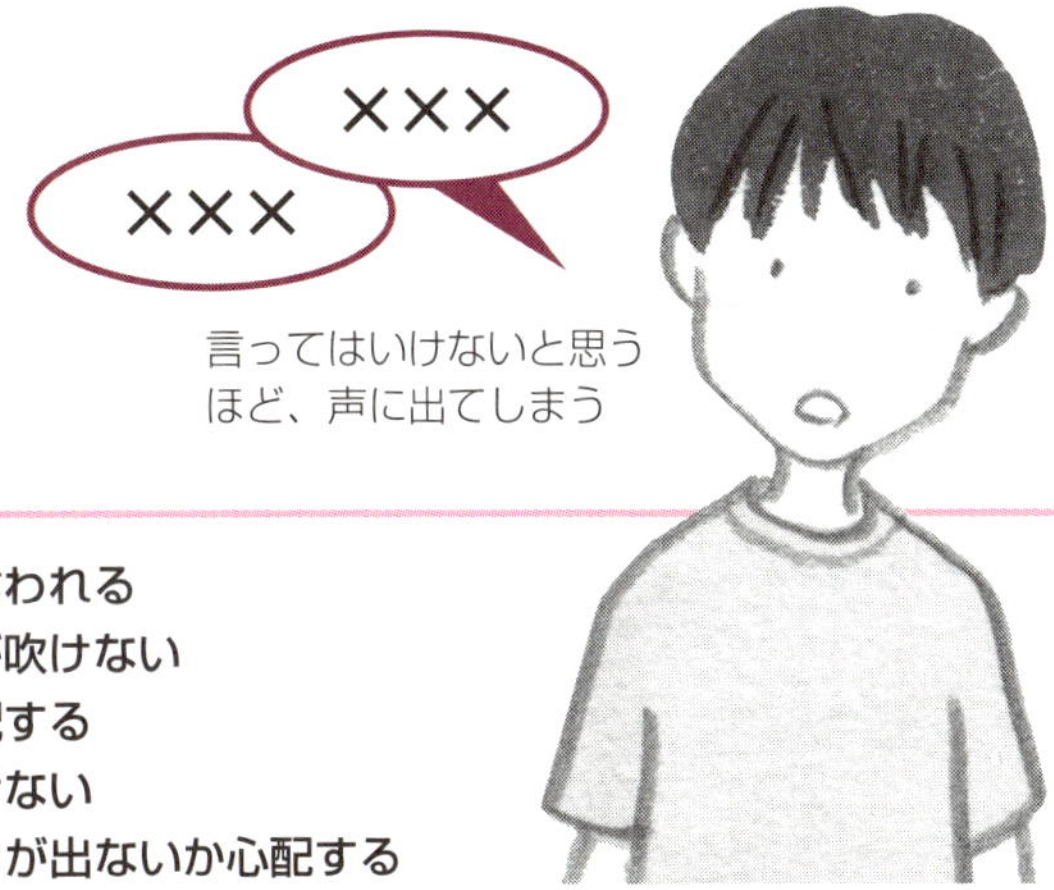

言ってはいけないと思うほど、声に出してしまう

音声チック		①アッ、アッという奇声がうるさいと言われる ②リコーダーが吹けない、ハーモニカが吹けない ③好きな女の子の名前が出ることを心配する ④汚言が出ることを心配して学校に行けない ⑤受験の筆記試験や面接の会場でチックが出ないか心配する
運動性チック	A 顔面、口（舌、下顎、頬部）のチック	①頬粘膜をかみ切って潰瘍《かいよう》を形成して感染を起こす ②舌を歯にこすりつけるチックのため、舌に潰瘍を形成する ③下口唇内側を歯にこすりつけるため、潰瘍を形成する ④口を大きく開けるチックのため、口角の亀裂や出血、感染を起こす ⑤口周囲をなめるチックのため、発赤《ほっせき》と痛みが起きる ⑥混雑した車内などで人が触れるとにらみつけるため、叱られる
	B 頸部のチック	①頭をふるチックで頭痛が誘発される ②頭をふるチックで、首や肩が痛くなる
	C 上肢のチック	①食事中、手が動いて食べ物をこぼす ②上肢をふるチックのため字が書けない、鉛筆がもてない ③ひじを側胸部にこすりつけるため、皮膚の発赤と疼痛《とうつう》をともなう ④周囲の人をたたくため、けんかになる ⑤自転車に乗っているとき、ハンドルから手を離す
	D 体幹	①腰をひねるチックで、腰痛が起こる
	E 下肢のチック	①とびあがるチックを中断できず、ベッドに入れない、学校に遅刻する ②下肢をくねらせるチックのため歩けない、転倒する
	F 全身の強直あるいはミオクロヌス様*のチック	①もっているものを落とす ②転びそうになる

＊筋肉の一部、または全部が瞬間的に収縮する

星加明德『小児の精神と神経』48巻4号より一部改変

受診

小児科、精神神経科、児童精神科を

いざ、チックのことで相談をしたいと思っても、どこにかかればよいか悩む人が少なくないようです。できればチックにくわしい医師にかかるのがベストです。

診療科

チックやトゥレット症候群をよくみているのは、小児科か精神科の医師です。

小児科

チックは子どもに多い症状なので、まずはかかりつけの小児科医に相談するとよい。専門的にみてもらうなら、発達障害や心身症にくわしい医師がよい

児童精神科

チックについても専門的に扱っており、発達障害、強迫神経症などの併存症がある場合も、適切な対応が期待できるので、ここがベストだが、数が少ない

精神神経科

トゥレット症候群のような重症のチックや、思春期以降に問題が大きくなってきた場合などは、一般の精神神経科にかかるとよい

かかりつけ医に受診したうえで、より適切な医療機関に紹介してもらってもよい。また、受診は1ヵ所だけでなくセカンドオピニオンを求めることもできる

どこを受診するか迷う人は少なくない

チックにみえない症状があったり、チック以外に行動面での問題があったりして、症状が複雑になればなるほど、どこを受診すればよいのか迷うことが多いようです。

目や鼻の症状が続き、眼科や耳鼻科を受診したものの、「とくに異常はない」と言われ、次の受診先に迷うこともあります。

最初にかかった病院の診療科（人）

小児科	23
小児神経科	15
精神科	14
児童精神科	6
心療内科	6
神経内科	4
その他	1
内科	0
回答なし	4

n＝73

金生由紀子「トゥレット症候群の当事者・家族のアンケート調査結果（中間集計）」（厚生労働省障害保健福祉総合研究事業 平成20年度）

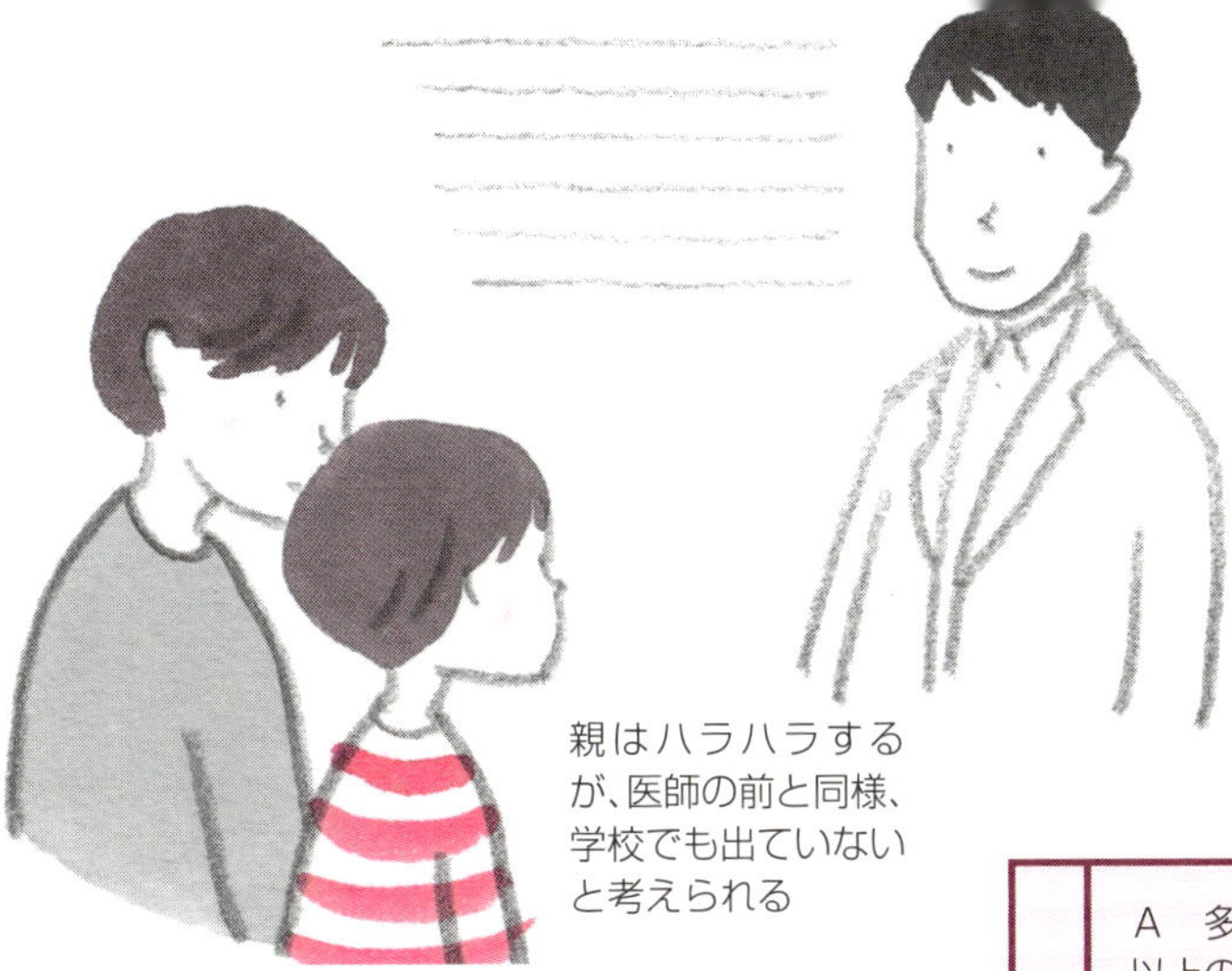

親はハラハラするが、医師の前と同様、学校でも出ていないと考えられる

診察室では出ない？

チックがあるという訴えで受診しても、診察室ではほとんど症状が出ないことがあります。軽い緊張感が症状の抑制に働いているのでしょう。このような場合、学校でも目立った症状は減っていることが多いと判断できます。

診断には時間がかかる

「チックらしい」と気づいても、受診しないうちに消えてしまう場合は多くあります。一方、トゥレット症候群のように症状が続く場合、チックの出現から診断を受けるまでに三〜四年以上かかる例がざらにあります。

経過をみなければ判断できないこともあります。併存症のほうが問題になる場合もあります。

本人を安心させる

チックについて本人に説明する場合は、「安心できるように」という点を忘れないようにします。むずかしい説明で子どもの不安を高めてしまうのでは、受診の意味がありません。本人のせいでも、だれのせいでもないこと、症状の増減はあっても軽くなっていくことが多いなど、年齢と理解力に合わせた説明を心がけましょう。

診断基準

トゥレット障害	A　多彩な運動性チック、および１つまたはそれ以上の音声チックが、同時に存在するとは限らないが、疾患のある時期に存在したことがある（チックとは、突発的、急速、反復性、非律動性、常同的な運動あるいは発声である）。 B　チックは１日中頻回に起こり（通常、何回かにまとまって）、それがほとんど毎日、または１年以上の期間中間欠的にみられ、この期間中、３ヵ月以上連続してチックが認められない期間はなかった。 C　発症は18歳以前である。 D　この障害は物質（例：精神刺激薬）の直接的な生理学的作用、または一般身体疾患（例：ハンチントン病またはウイルス性脳炎後）によるものではない。
慢性運動性または音声チック障害	A　１種類または多彩な運動性チック、または音声チックが、疾患のある時期に存在したことがあるが、両者がともにみられることはない。 B　チックは１日中頻回に起こり、それがほとんど毎日または１年以上の期間中間欠的にみられ、この期間中、３ヵ月以上連続してチックが認められない期間はなかった。 C　発症は18歳以前である。 D　この障害は物質の直接的な生理学的作用や一般身体疾患によるものではない。 E　トウレット障害の基準を満たしたことがない。 編集部注：（ ）内の但し書きはトゥレット障害と同じ。一過性チックは、Bの期間が4週間以上続くが12ヵ月以上にはわたらない、となっている

治療方針

生活に支障がないなら、薬物療法は不要

症状が激しい場合には、薬物療法を検討します。けれど、薬を使うことだけがチックの治療ではありません。ようすをみていくだけのこともあります。

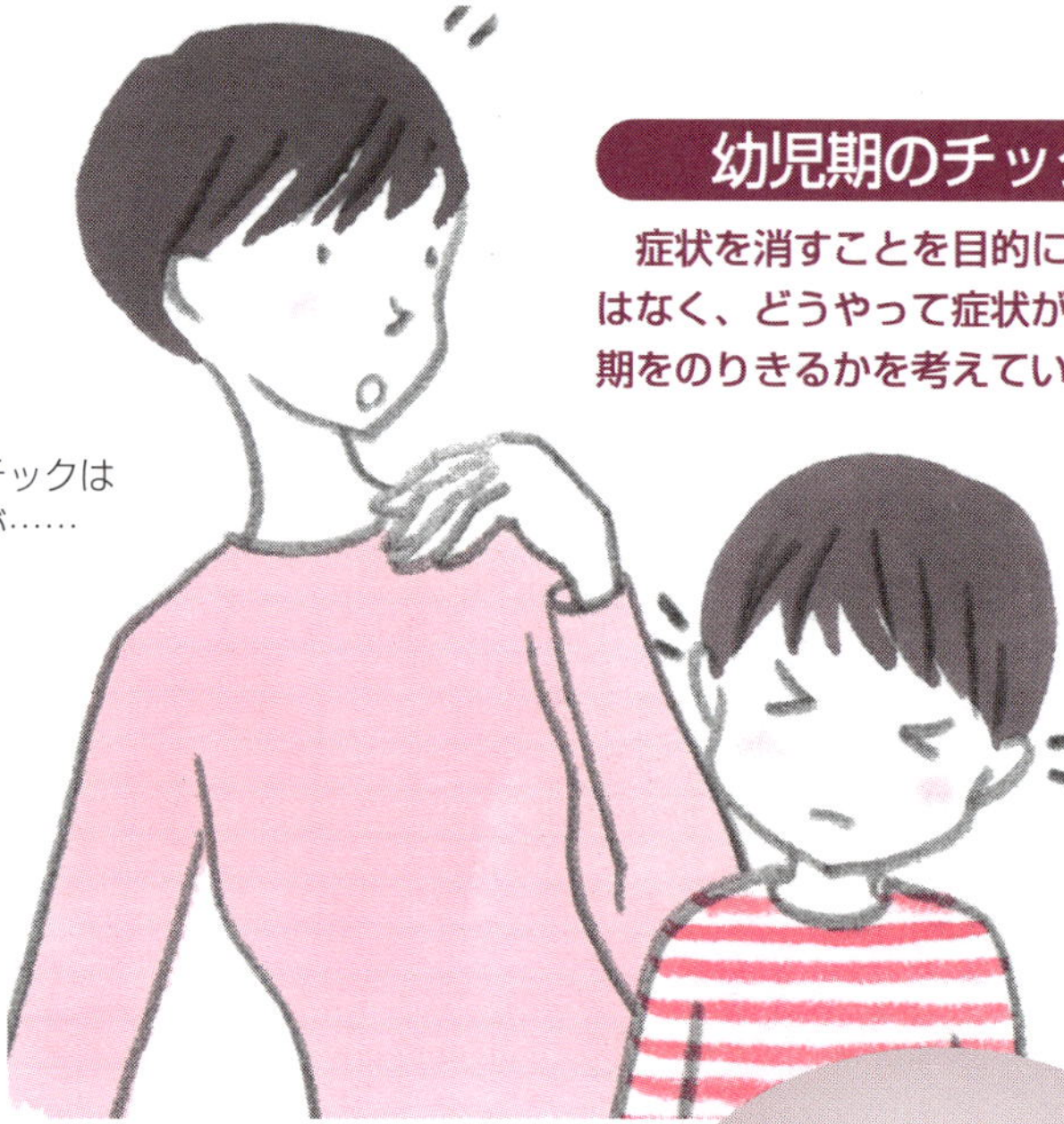

子どものチックは
気になるが……

幼児期のチック

症状を消すことを目的にするのではなく、どうやって症状がひどい時期をのりきるかを考えていきます。

ようすをみる

チックの大半は一過性のもの。
症状がひどくても、
すぐに薬を使うのではなく、
ようすをみていく
ことが基本

↓

対応を見直す

心理的な要因が症状の増減に
関係している場合もある。
子どもへの接し方、環境
などを見直してみる

＋

心理的治療

悩みや不安が大きい場合は、
本人やときには家族を対象にした
心理的なサポートをおこない、
支えていく

治療法を決める際に検討すること

- 年齢
- 困り度
- 症状
- 経過
- 脳の発達段階
- 合併症の有無

薬物療法以外にも治療法はある

チックの治療法には、①経過観察、②心理的治療、③薬物療法の三つがあります。

単純性のチックはもちろん、トゥレット症候群のような重症のチックでも、症状は年齢とともに軽減していくことが期待できます。そこで、経過をみていくのも治療法のひとつです。チックをめぐる悩みや不安に対処する方法として心理的治療を加えることもあります。薬物療法の目的はひどい症状を軽くすること。完全に症状を消すことが目的ではありません。

家族療法が必要なことも

チックやトゥレット症候群は、家族のほうが症状に不安を強めていたり、対応に悩んでいたりすることも。家族を対象にしたカウンセリングや薬物療法をおこなうこともあります。

合併症の有無も重要な検討事項

チック以外に、なにか障害を併せもっているかどうかも、治療方針を定めるうえでは重要です。場合によっては、併存する障害への対応を中心に進めていくことになります。

チックと合併症の治療

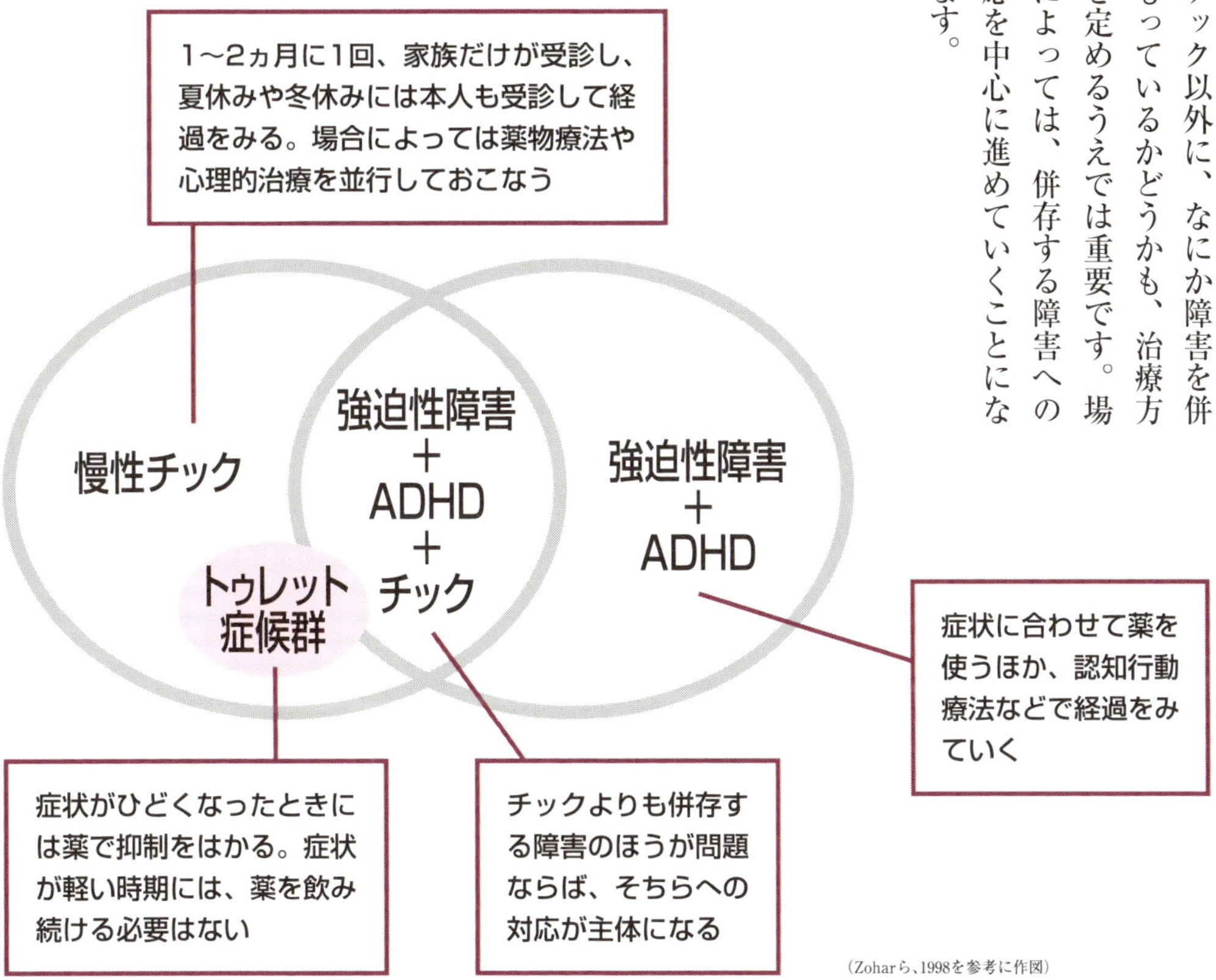
1～2ヵ月に1回、家族だけが受診し、夏休みや冬休みには本人も受診して経過をみる。場合によっては薬物療法や心理的治療を並行しておこなう
慢性チック
強迫性障害＋ADHD＋チック
強迫性障害＋ADHD
トゥレット症候群
症状に合わせて薬を使うほか、認知行動療法などで経過をみていく
症状がひどくなったときには薬で抑制をはかる。症状が軽い時期には、薬を飲み続ける必要はない
チックよりも併存する障害のほうが問題ならば、そちらへの対応が主体になる

（Zoharら、1998を参考に作図）

薬物療法

ドパミンの働きを抑える薬が処方される

チックやトゥレット症候群の症状は、薬で軽くすることができます。とくに症状がひどいときにだけ使えばOK。症状が軽くなれば中止できます。

ドパミンの働きを抑える

ドパミンは脳内で分泌される神経伝達物質。ドパミンを介して働く神経系の過剰な活動が、チックをまねく一因と考えられています。そこで、ドパミンの働きを抑えることで、症状の軽減をはかります。

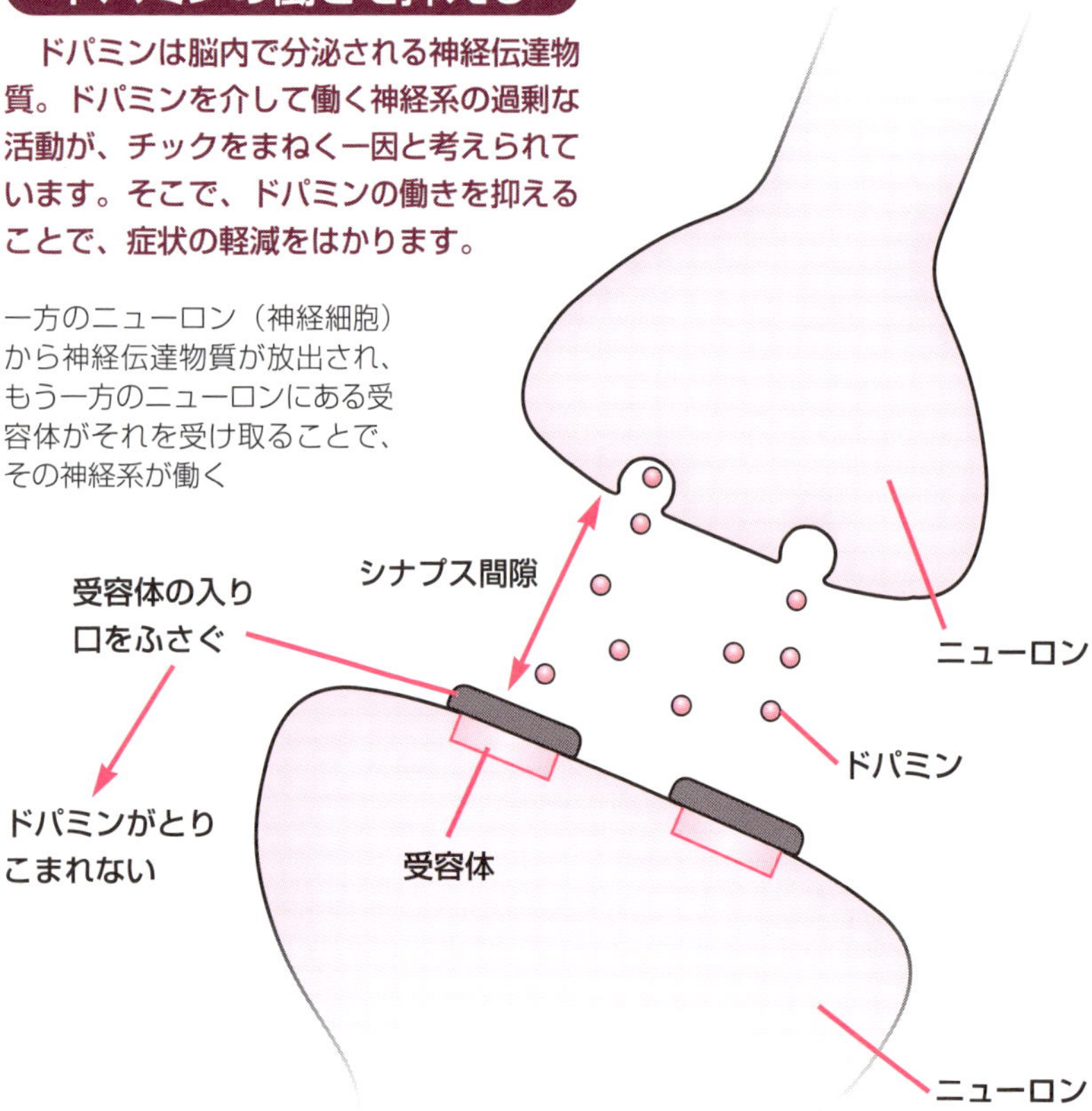

シナプス間隙
受容体の入り口をふさぐ
ドパミンがとりこまれない
受容体
ニューロン
ドパミン
ニューロン

一方のニューロン（神経細胞）から神経伝達物質が放出され、もう一方のニューロンにある受容体がそれを受け取ることで、その神経系が働く

Q 小さい子に薬を飲ませるのは気が進まない

子どもの場合、薬が必要になるほど症状がひどくなることは、あまりありません。トゥレット症候群も、多くは薬を使わずにもっともひどい時期をのりきれます。

とはいえ、チックの動きのために食事がとりにくい、字が書けない、大きな声が出るので学校に行きたがらないなど、日常生活で困ることがあるなら、薬を使ったほうが症状は早く軽くなります。

一度飲み始めたらずっと飲まなければならないものではなく、症状がやわらげば中止できます。

ただ、絶対に飲むべきともいえません。服薬をすすめられたけれど、迷いがあるという場合は、別の医師にセカンドオピニオンを求めてみてもよいでしょう。

ハロペリドールの使い方

ごく少量から始めます。どの程度効果があるか、副作用が出現するかをみながら少しずつ増やしていきます。

ハロペリドールは抗精神病薬の一種です。

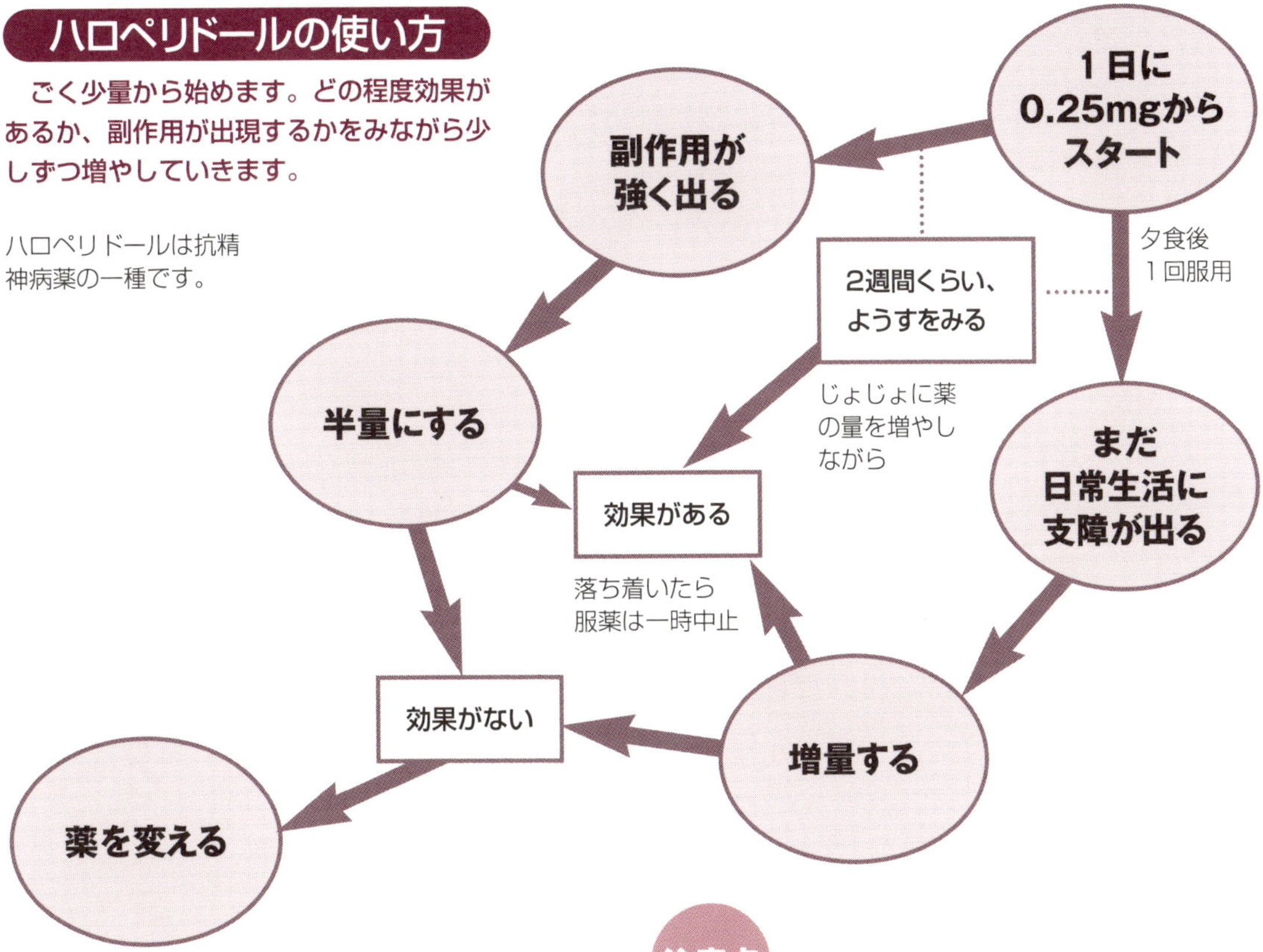

1日に
0.25mgから
スタート
夕食後
1回服用
2週間くらい、
ようすをみる
副作用が
強く出る
半量にする
じょじょに薬
の量を増やし
ながら
まだ
日常生活に
支障が出る
効果がある
落ち着いたら
服薬は一時中止
増量する
効果がない
薬を変える

まずハロペリドールが処方されることが多い

チックの治療薬としてもっともよく使われるのは、ドパミンの働きを抑える作用をもつ薬。ハロペリドールかリスペリドンを使うのが一般的です。ほかにもチックに有効と考えられる薬がいくつかあります（93ページ参照）。

服薬によって症状が完全になくなるわけではありませんが、七〜八割の子は、回数が減ったり、目立たない動きに変わります。

注意点

じょじょに効果がなくなる

長く使い続けると、チックを抑制する効果が薄らいでくる場合がある。症状がやわらいだ時点でいったん中止し、また症状が強くなったときに再度使用するとよい

保険適用にならない

チックやトゥレット症候群に使われる薬剤は、いずれも保険の適用外。医師からよく説明を聞き、保護者や本人が納得したうえで使うことが必要

薬物療法

副作用に注意しながら親が管理する

チックの治療で重い副作用が出る心配はほとんどありませんが、どんな薬でも副作用が起こる可能性は皆無とはいえません。薬物療法は慎重に進めていきます。

薬を飲む前に副作用を確認

チックやトゥレット症候群に対しては、脳に作用する向精神薬のなかでも、抗精神病薬が主に使用されます。

子どもの場合、使う量が少ないため、副作用は出ないことが多いのですが、絶対にないともいえません。どんな副作用が出やすいか、服薬を開始する前に確認しておき、薬を飲み始めて変わったことがあったら、とりあえず服薬を休み、医師に相談してください。

同じ抗精神病薬の仲間でも、薬によって副作用の出方は違います。ハロペリドールやリスペリドンが合わなくても、別の薬に変えて薬物療法を続けることは可能です。

抗精神病薬の副作用

ハロペリドールやリスペリドンは、統合失調症などの精神病の治療薬として使われる抗精神病薬の一種です。出現する可能性のある副作用は下記のように、いろいろあります。

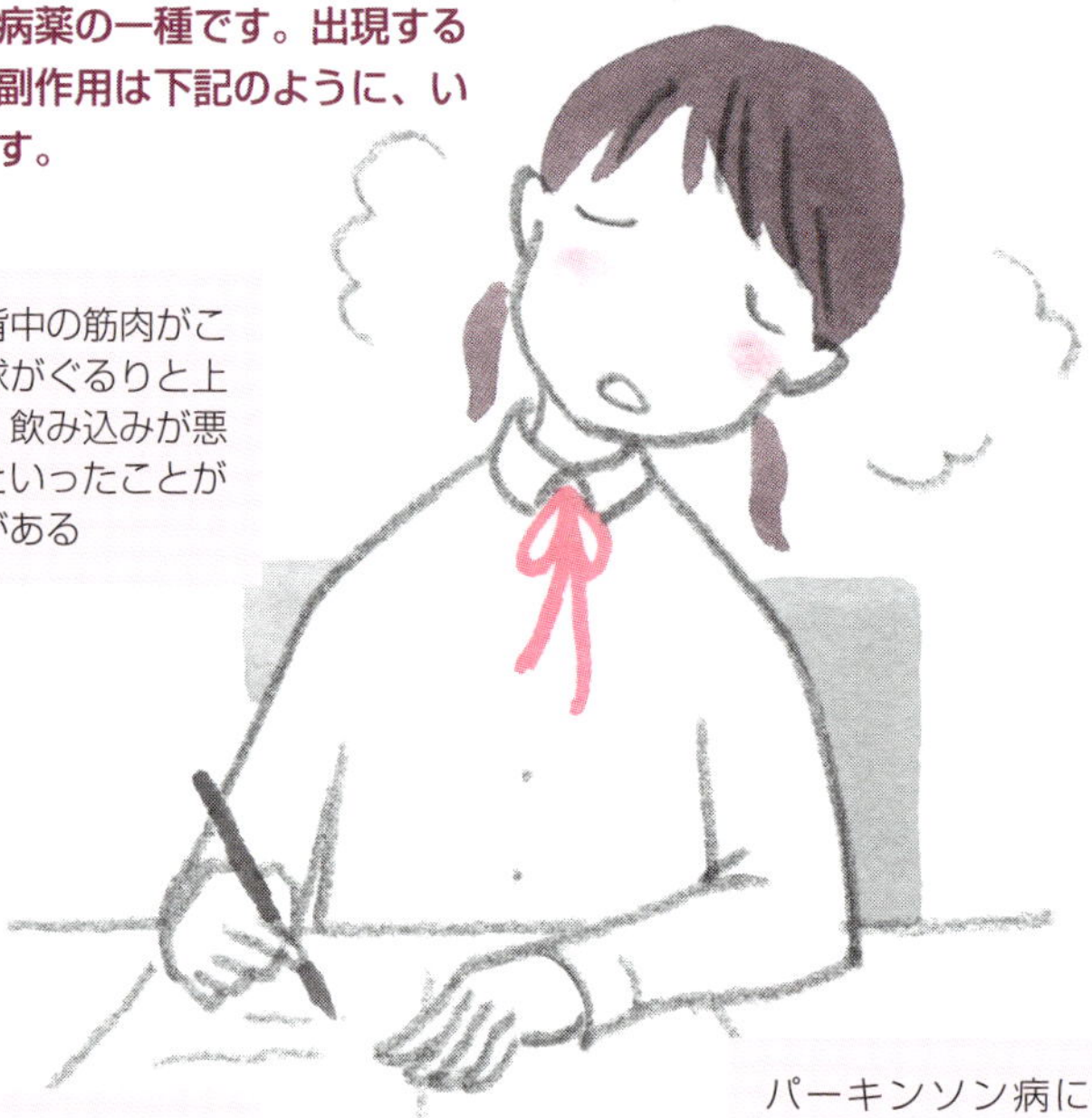

少量でも眠気が増すことがある。薬の量を減らすか、寝る前1回の服用に変更すればよい

舌、顔面、背中の筋肉がこわばる、眼球がぐるりと上に回転する、飲み込みが悪くなるなどといったことが起こる場合がある

パーキンソン病に似た、スムーズな体の動きができなくなる症状が出ることがある

アレルギー反応を起こし、発疹が出ることも。疑わしいときは別の薬に変える

症状に合わせて

単純性のチックで薬物療法をする場合は１～２種類の薬でようすをみるのが基本です。併存する障害があり、多彩な症状が出ている場合などは、症状に合わせてさまざまな薬を使うことがあります。

薬名は一般名、＜＞は分類名、（ ）は商品名。主に小児科で処方される薬の例。細文字は精神科で処方される薬の例

抗精神病薬	ハロペリドール（セレネース、リントンなど）	古くから使用されていた
	リスペリドン（リスパダールなど）	処方されることが多い。自閉症スペクトラムにも使用される
	アリピプラゾール（エビリファイ）	最近は処方されることが多くなった。自閉症スペクトラムにも使用される
抗不安薬	ロラゼパム（ワイパックスなど）	強迫症状が強いとき
抗うつ薬	＜三環系＞イミプラミン（トフラニールなど）	強迫症状を併発している場合に
	＜三環系＞クロミプラミン（アナフラニールなど）	強迫症状を併発している場合に
	<SSRI>パロキセチン（パキシルなど）	強迫症状を併発している場合に
気分安定薬	カルバマゼピン（テグレトール、テレスミンなど）	鎮静作用がある。抗けいれん薬としても使用される
α_2アドレナリン受容体作動薬	クロニジン（カタプレスなど）	高血圧に使用されるが、チックとADHD併発にも効果がある
	グアンファシン（インチュニブ）	ADHDに使用される
中枢刺激薬	メチルフェニデート（コンサータなど）	ADHDに使用される
漢方薬	抑肝散《よくかんさん》加《か》陳皮《ちんぴ》半夏《はんげ》、加味逍遥散《かみしょうようさん》、甘麦大棗湯《かんばくたいそうとう》などが処方された例がある	
その他	レボドーパ（ドパール、ドパストンなど）	昔からある薬。パーキンソン病に使用される
	トリヘキシフェニジル（アーテンなど）	手のふるえなどに。パーキンソン病に使用される
	クロナゼパム（ランドセン、リボトリールなど）	体のふるえなどに。てんかんに使用される
	ボツリヌス毒素（ボトックス）	まぶたや顔面の筋肉の動き、首の動きに。筋肉に注射する薬

心理的治療

不安や心配、つらさを軽くする

家族の不安が強いときや、症状をめぐる問題に本人が悩んでいるときなどは、心理的治療が有効です。薬物療法とあわせておこなうことも可能です。

心理的治療の意味や目的を理解したうえで

チックに対する心理的治療は、一部の行動療法をのぞいては、直接症状を軽減させることが目的ではありません。

症状をめぐって生じる問題に悩み、不安や緊張感に苛《さいな》まれる親子の気持ちを鎮め、支えていくという点にこそ意味があります。チックについて正しく理解し、不安を軽くすることも、広い意味では心理的な治療だといえるでしょう。

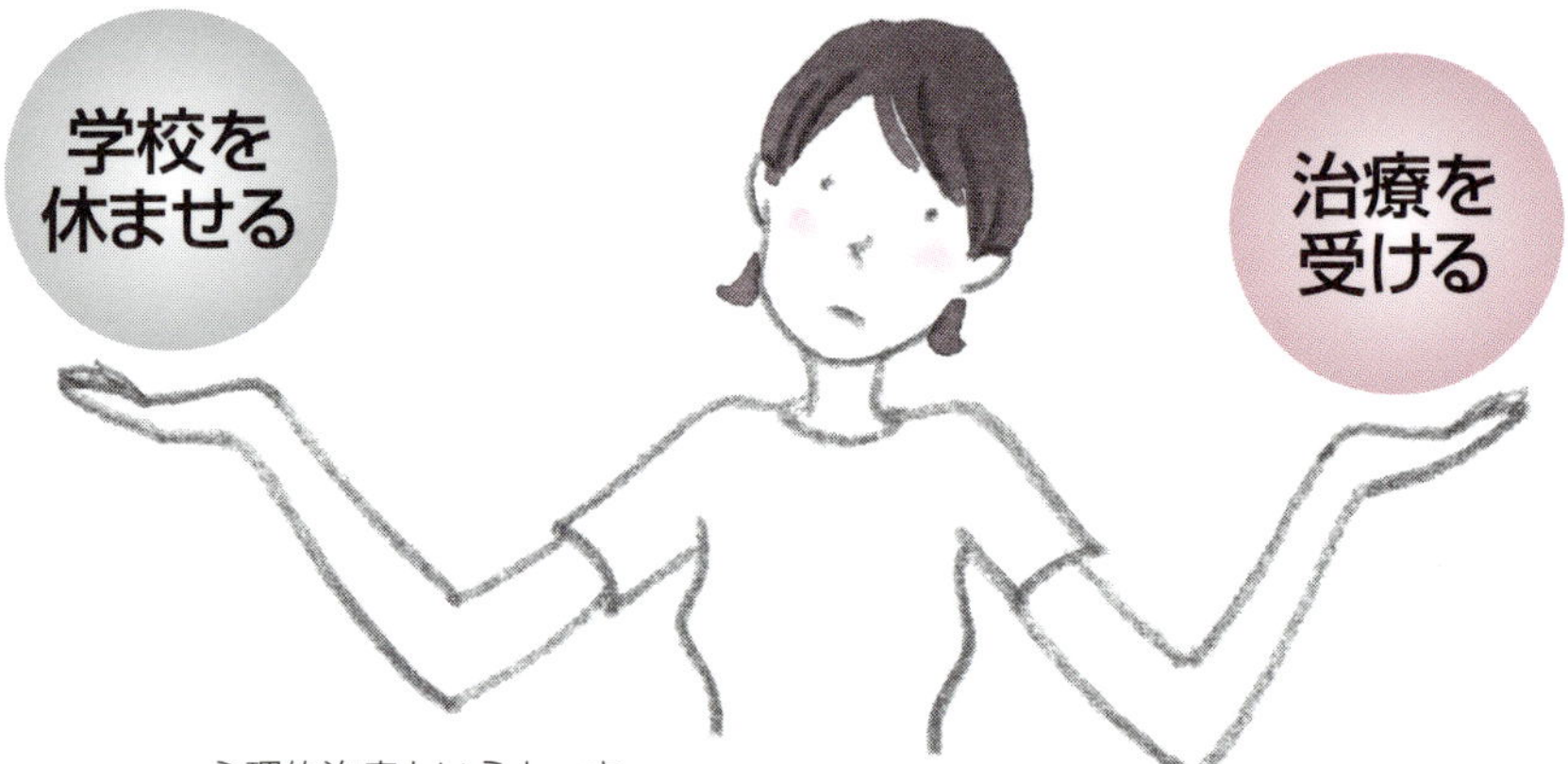

心理的治療というと、さほど重要性を感じない人もいる。学校を休ませるかどうかで悩むことも

Q 心理的な治療の効果はどれくらい？　学校を休ませてまで受ける必要がありますか？

A 軽いチックでは、心理的治療で症状がやわらぐ例もあります。ただ、もともとチックは自然経過のなかで軽減していくもの。どこまでが治療の効果かはっきりしない点はあります。トゥレット症候群のような重症なチックを軽減させる効果は期待できません。ただ、チックのことで悩んでいる本人や家族を支えていく役割は大きいといえます。

本人や家族の不安が強いときには有効性が期待できる

支持的心理療法

治療者は本人や家族の訴えに耳を傾け、それを理解し受け入れるのが基本。そのうえで、治療者は苦痛や悩みがなにによるものかを説明しながら、本人や家族自身が解決策を積極的に導きだせるように支えていきます。

通常の診療のなかで、医師に悩みを訴えたり、医師から説明を受けたりすることも、支持的心理療法にあたります。

遊戯療法

子どもは、言葉で自分のこころの状態を表現するのはむずかしいもの。そこで、こころの問題について話し合う代わりに、治療者が子どもといっしょに遊び、遊びを通じてこころの状態を理解し、解決策を探していく方法です。主に12歳以下の子に対しておこなわれます。

箱庭療法

砂を敷いた長方形の箱のなかに、建物や人形、乗り物などのおもちゃを並べるなど、本人が自由に遊ぶようすを治療者が見守ります。箱庭のなかに表現された世界を通じて、治療者は本人のこころの状態をつかんでいきます。自閉症の子などにも用いられます。

その他の心理療法

治療者と対話を重ねるカウンセリングのほか、いろいろな方法があります。不適切な行動のもとにあるものごとのとらえ方（認知のしかた）を修正していこうとする認知療法や、適切な行動のしかたを学ぶ行動療法もその一種です（P96参照）。

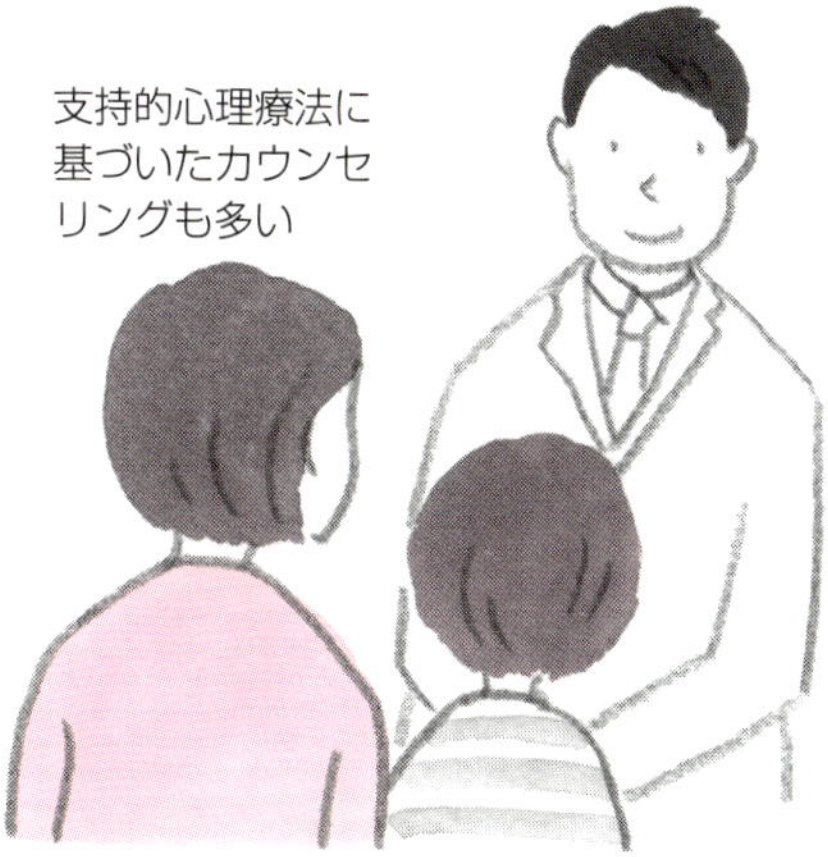

支持的心理療法に
基づいたカウンセ
リングも多い

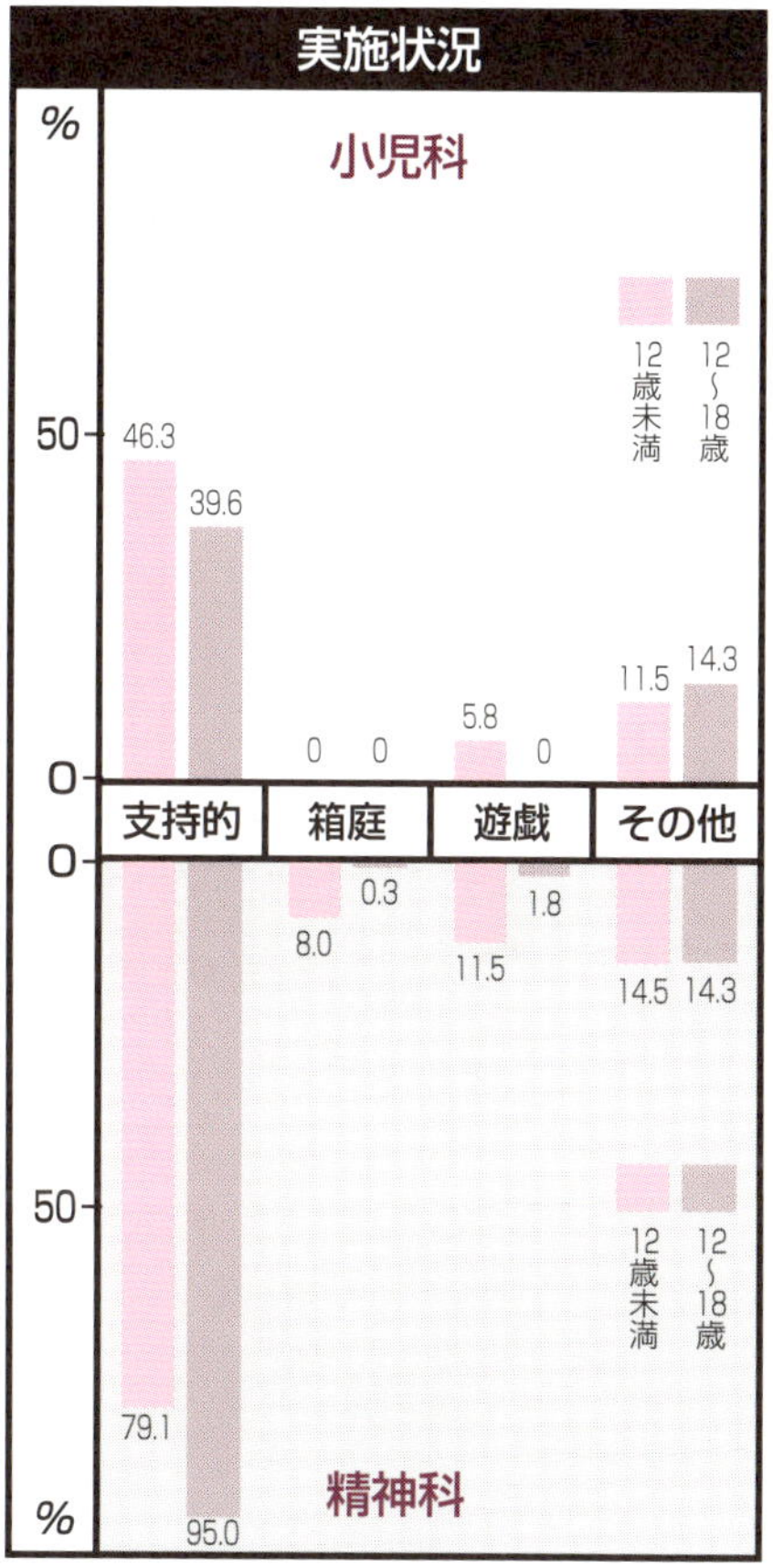

実施状況
%
小児科
12歳未満
12～18歳
50
0
46.3
39.6
0
0
5.8
0
11.5
14.3
支持的
箱庭
遊戯
その他
0
8.0
0.3
11.5
1.8
14.5
14.3
50
12歳未満
12～18歳
79.1
95.0
精神科
%

岡田俊「トゥレット症候群に対する薬物療法を中心とする支援の検討」（厚生労働省 障害保健福祉総合研究事業 平成20年度）

あえて逆のことをする「ハビットリバーサル」

「しないではいられない」という衝動のあるチックや強迫症状に対しては、積極的に行動を変えていこうとする行動療法が効果を上げる場合もあります。

行動療法が有効なことがある

行動療法は心理的治療の一種です。本人に自分の行動を意識させ、それをより適切な方法に変えていけるように練習を積み重ねていくもの。慢性的なチックや、チックに伴う強迫症状の改善に効果があると期待されています。

一方で、チックを強く意識することで、かえって悪化する心配もあります。無意識のうちにくり返される軽いチックの治療に向く方法とはいえないでしょう。強迫症状についても、やり方を誤れば不安を克服できずに挫折するおそれがあります。いずれも治療者の指導を受けながら、計画的に進めていくことが必要です。

暴露反応妨害法

行動療法のひとつで、やめたいと思っても、不安な気持ちがおさまらずくり返してしまう強迫症状の治療に有効です。

「ものにさわったから手が汚い」などと、あえて不安を感じる状態をつくり、不安のなかに身をさらす（暴露《ばくろ》）

↓

不安な気持ちに反応して生じる「〜したい（手を洗いたいなど）」という衝動に逆らい、行動にうつさずに過ごす（反応妨害）

↓

不安は続くが、そのまま不安を消す行動をしないでいても、やがて不安はおさまっていく。それまで行動せずにがまんする

理論分析する

その行動をしないと不安がずっと続くと思い込んでいた。しかし、すぐに不安を消す行動をしてきたことで、より不安を感じやすくなり、行動したいという衝動が強まっている

パブリックポスティング法

「〜ない」「〜する」などと、取り決めたことを紙に書き、よくみえるところに張り出しておく方法。衝動にさからい、治療のための行動をとりやすくする

ポイント

チックの回数が減った場合には、周囲が必ずほめるようにすることが訓練の励みになる

ハビットリバーサル

チックをしたくなったとき、それとは逆の動作をするように訓練することで、チックを減少させようとする行動療法。チックの前に感じる「サイン」（首がむずむずするなど）をつかみ、そのサインが出てきたら、おこなうようにします。

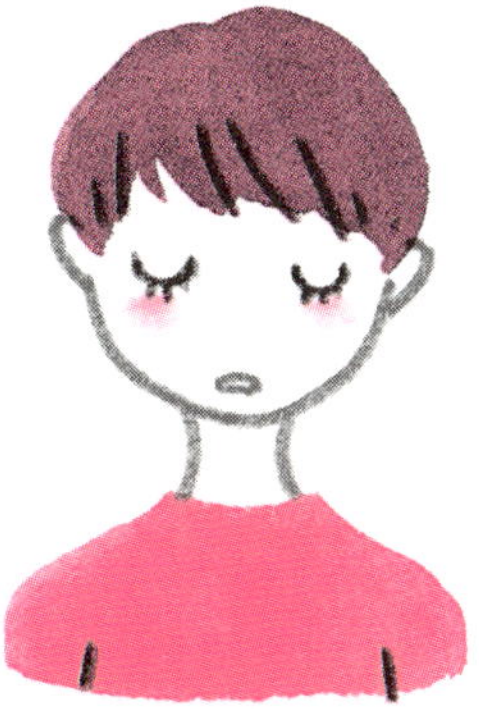

まばたきをくり返すチックの場合は、意識をしてゆっくりまばたきをする

声のチックの場合は、深呼吸をする

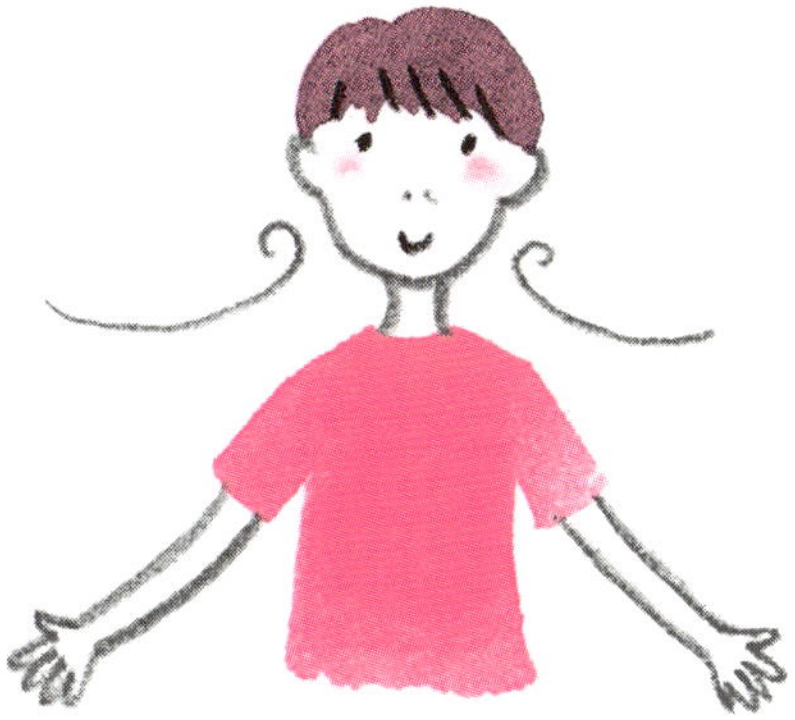

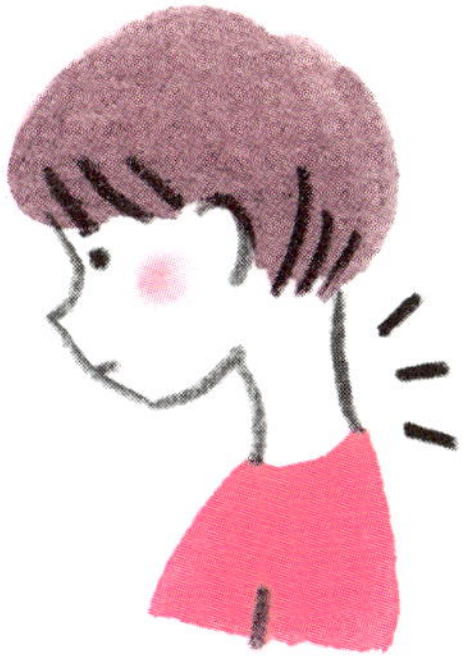

首をふるチックの場合は、首のうしろにそっと力を入れる

トゥレット症候群の入院治療

トゥレット症候群のような重症のチックでも、入院治療が必要になることはほとんどありません。しかし、自傷行為が激しい場合や、併存する強迫症状が悪化し、日常生活に大きな支障が出ているなど、家庭での対応がむずかしくなっている場合には、入院での治療を考えることがあります。

治療法じたいは、通院しながら受けるものと大きく異なるところはありません。

ただし、家族が止めようとしてもまったく耳を貸さず、一日中、強迫行為を続けている子などは、家庭より病院のほうが、行為制限をおこないやすく、治療も進めやすいでしょう。

また、子どもの症状に巻き込まれ、疲労困憊《ひろうこんぱい》している家族がゆとりを取り戻すためにも、入院によって親子が物理的に離れる時間をつくることは意味があります。家庭の状況によっては、家族関係の安定化をはかるために入院を検討したほうがよいこともあります。

COLUMN

患者・家族の会をじょうずに利用する

ひとりで悩まず支えあって

「そのうち治るといわれていたのに、いつまでも症状が続く」「人目が気になって積極的になれない」「親の育て方や環境のせいではないかと言われてしまう」――チックの症状が激しければ激しいほど、また症状が長引けば長引くほど、本人や家族はひとりで悩み、孤立感をもってしまうことがあります。

そんなときに活用したいのが、同じ障害をもつ患者・家族の会です。日本では、二〇〇一年に日本トゥレット協会が設立され、情報提供や交流の機会を設けているほか、多彩な活動をおこなっています。同じ悩みをもつ人との交流は、前向きに生活していくうえで大きな励みになるはず。入会を検討してみてもよいでしょう。

●NPO法人日本トゥレット協会

活動：情報交換会、学習会、講演会、シンポジウム、デイキャンプ、会報発行

年会費：5000円

〒231-0058

神奈川県横浜市中区弥生町2-15-1

ストークタワー大通り公園Ⅲ　804号室

TEL／FAX　045-315-3288

Email　info@tourette-japan.org

https://www.tourette-japan.org/

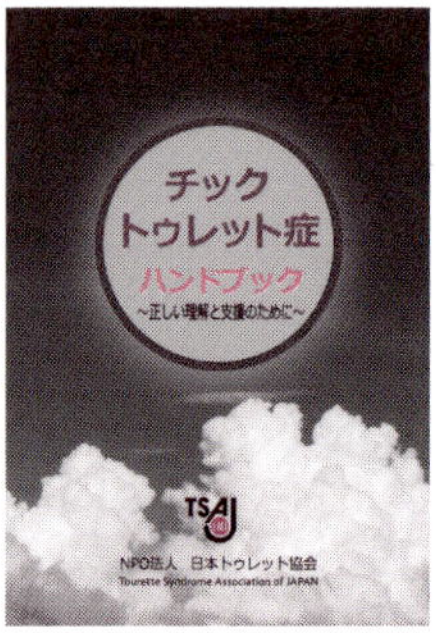

会報は年4回発行している。左は協会発行のハンドブック

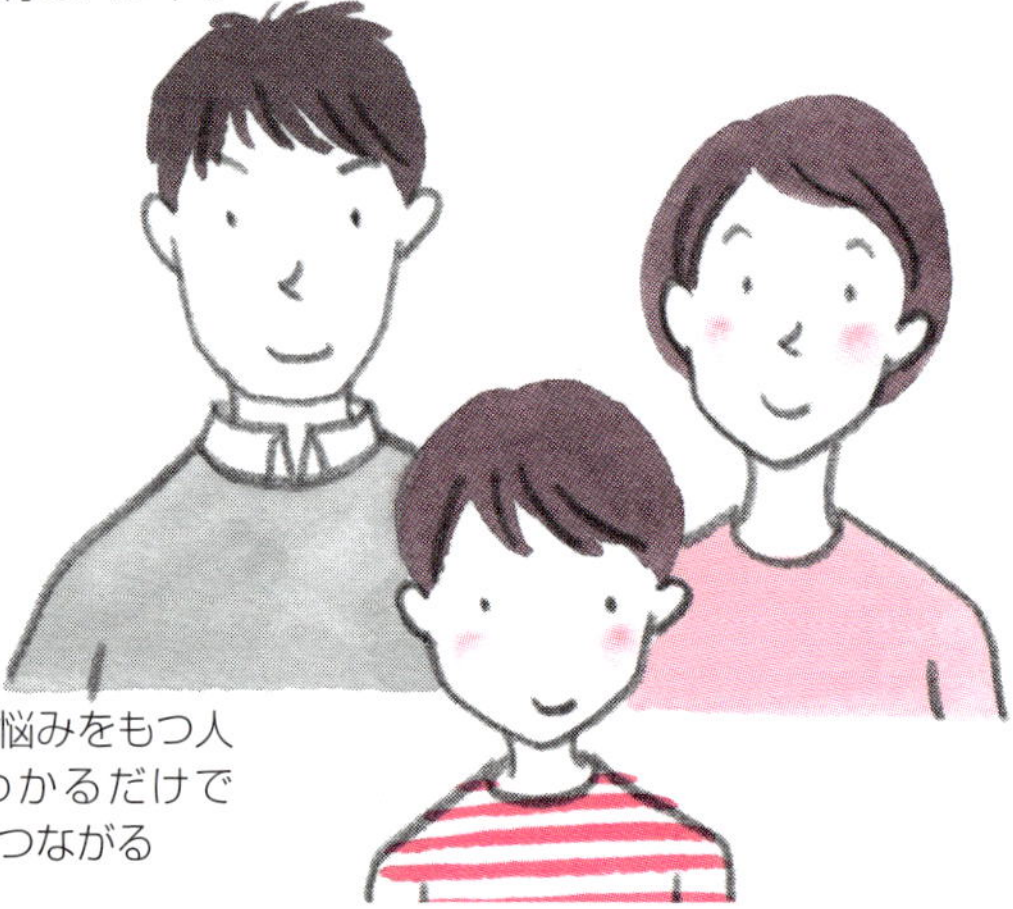

自分と同じ悩みをもつ人がいるとわかるだけでも、安心につながる

■監修者プロフィール

星加明徳（ほしか・あきのり）

東京医科大学小児科名誉教授。1973年東京医科大学卒。東京医科大学小児科に入職後、1984年英国オックスフォード大学に１年間留学。小児科専門医、小児神経科専門医、心身医療小児科専門医。日本小児科学会代議員、日本小児精神神経学会常務理事。2013年より北新宿ガーデンクリニック。主な編著書に『メンタルヘルスケア』（中山書店）、『よくわかる子どもの心身症』（永井書店）などがある。発達障害、チック、トゥレット症候群が専門。ていねいな診療が人気。

●編集協力
オフィス201
柳井亜紀

●カバーデザイン
松本　桂

●カバーイラスト
長谷川貴子

●本文デザイン
勝木雄二

●本文イラスト
丸山裕子
千田和幸

健康ライブラリー　イラスト版

チックとトゥレット症候群《しょうこうぐん》がよくわかる本《ほん》

2010年4月9日　第１刷発行
2023年9月5日　第６刷発行

監　修　星加明徳（ほしか・あきのり）
発行者　髙橋明男
発行所　株式会社講談社
東京都文京区音羽二丁目12-21
郵便番号　112-8001
電話番号　編集　03-5395-3560
販売　03-5395-4415
業務　03-5395-3615

印刷所　凸版印刷株式会社
製本所　株式会社若林製本工場

N.D.C.493　98p　21cm

ISBN978-4-06-259443-1

■参考資料

星加明徳、宮本信也編『よくわかる子どもの心身症』（永井書店）

星加明徳編、柳澤正義監修『小児科外来診療のコツと落とし穴② メンタルヘルスケア』（中山書店）

Ａ・キャロル、Ｍ・ロバートソン著、ＮＰＯ法人日本トゥレット協会監修、高木道人訳『トゥレット症候群の子どもの理解とケア』（明石書店）

金生由紀子、高木道人編『トゥレット症候群（チック）』（星和書店）

日本トゥレット（チック）協会編『チックをする子にはわけがある』（大月書店）

金澤治監修『子どもの危ないひきつけ・けいれん』（講談社）

『こころのりんしょうà·la·carte Vol.27 No.1』（星和書店）

星加明徳「小児のトウレット障害(1)その歴史と臨床像」『小児の精神と神経』2008年12月（アークメディア）

金生由紀子「小児のトウレット障害(2)その併存症」『小児の精神と神経』2008年12月（アークメディア）

金生由紀子「Tourette症候群」『小児科臨床 vol.61 No.12 2008』（日本小児医事出版社）

金生由紀子「チック障害・トゥレット障害」『精神科治療学 第23巻増刊号』2008年10月（星和書店）

厚生労働科学研究費補助金障害保健福祉総合研究事業「トゥレット症候群の治療や支援の実態の把握と普及啓発に関する研究」平成20年度

厚生科学研究費補助金（子ども家庭総合研究事業）「心身症、神経症等の実態把握及び対策に関する研究」

講談社　健康ライブラリー　イラスト版

登校しぶり・不登校の子に親ができること

中学校教諭・特別支援教育士　上級教育カウンセラー
下島かほる　監修

「休みたい」が増え始めた。原因は？　いつまで続く？
不登校の始まりから再登校までの対応策を徹底解説！

ISBN978-4-06-517116-5

自傷・自殺のことがわかる本
自分を傷つけない生き方のレッスン

国立精神・神経医療研究センター精神保健研究所
松本俊彦　監修

「死にたい…」「消えたい…」の本当の意味は？
回復への道につながるスキルと適切な支援法！

ISBN978-4-06-259821-7

支援・指導のむずかしい子を支える魔法の言葉

特別支援教育ネット代表
小栗正幸　監修

話が通じない、聞く耳をもたない子の心に響く対話術。
暴言・暴力、いじめ、不登校……困った場面も乗り切れる！

ISBN978-4-06-259819-4

パニック症と過呼吸
発作の恐怖・不安への対処法

医療法人悠仁会稲田クリニック／北浜クリニック理事長
稲田泰之　監修

検査では異常がないのに息苦しさに襲われる。
パニック発作の原因から対処法まで徹底解説！

ISBN978-4-06-521474-9

トラウマのことがわかる本
生きづらさを軽くするためにできること

こころとからだ・光の花クリニック院長
白川美也子　監修

つらい体験でできた「心の傷」が生活を脅かす。
トラウマの正体から心と体の整え方まで徹底解説！

ISBN978-4-06-516189-0

起立性調節障害（OD）
朝起きられない子どもの病気がわかる本

昭和大学保健管理センター所長・教授　昭和大学病院小児科教授
田中大介　監修

やる気の問題？　学校に行きたくないから？
誤解されやすい症状の見極め方から対処法までを徹底解説。

ISBN978-4-06-526021-0

講談社　健康ライブラリー　スペシャル

発達障害がよくわかる本

信州大学医学部子どものこころの発達医学教室教授
本田秀夫　監修

発達障害の定義や理解・対応のポイント、相談の仕方、
家庭と学校でできることを、基礎から解説。

ISBN978-4-06-512941-8

自閉症スペクトラムの子のソーシャルスキルを育てる本　幼児・小学生編

本田秀夫、日戸由刈　監修

幼児や小学生の時期に必要な基本中の基本スキルを紹介。
子どもの特性に配慮し、生活のなかで無理なく身につけよう。

ISBN978-4-06-259853-8